NEURODIVERGENTES

O POTENCIAL ALÉM DO DIAGNÓSTICO

Coordenação editorial:

KAREN DE ALBUQUERQUE, KÁTIA DE ALBUQUERQUE E KEDNA MACAU

NEURODIVERGENTES

O POTENCIAL ALÉM DO DIAGNÓSTICO

Literare Books
INTERNATIONAL
BRASIL · EUROPA · USA · JAPÃO

PRESIDENTE DO CONSELHO
Maurício Sita

PRESIDENTE
Alessandra Ksenhuck

VICE-PRESIDENTE
Julyana Rosa

DIRETORA DE PROJETOS
Gleide Santos

CONSULTORA DE PROJETOS
Amanda Dias Leite

GERENTE EDITORIAL
Anselmo Vasconcelos

EDITOR
Helder Novaes

ASSISTENTE EDITORIAL
Emerson Xavier

REVISORES
Fadua Matuck, Olavo Carvalho, Rafael Gimenez e Vinicius Mendes

CAPA, DESIGN EDITORIAL E DIAGRAMAÇÃO
Ana Paula Nunes Medeiros

FOTO DE CAPA
Karen de Albuquerque

IMPRESSÃO
Printi

Dados Internacionais de Catalogação na Publicação (CIP)
(Câmara Brasileira do Livro, SP, Brasil)

Neurodivergentes : o potencial além do diagnóstico / coordenação editorial Karen de Albuquerque, Kátia de Albuquerque, Kedna Macau. -- 1. ed. -- São Paulo : Literare Books International, 2025.

Vários autores.
Bibliografia.
ISBN 978-85-9455-487-1

1. Neurociências 2. Neurodiversidade 3. Psicologia comportamental 4. Saúde mental 5. Transtornos mentais I. Albuquerque, Karen de. II. Albuquerque, Kátia de. III. Macau, Kedna.

25-298509.0 CDD-616.89

Índices para catálogo sistemático:

1. Saúde mental : Neurodiversidade : Ciências médicas 616.89

Aline Graziele Benitez - Bibliotecária - CRB-1/3129

LITERARE BOOKS INTERNATIONAL LTDA.

Alameda dos Guatás, 102
Vila da Saúde – São Paulo, SP. CEP 04053-040
+55 11 2659-0968 | www.literarebooks.com.br
contato@literarebooks.com.br

MISTO
Papel | Apoiando o manejo florestal responsável
FSC® C196274

SUMÁRIO

PREFÁCIO

Há um transtorno ali na frente, não ao lado, não atrás – bem ali, diante de nós. Mas, se esticar o pescoço um pouco mais, vai ver além: estão lá as pessoas que receberam esses diagnósticos. Essas condições não encerram os indivíduos – todos naturalmente complexos, produtos de múltiplas influências – em que os transtornos são apenas componentes de uma totalidade muito mais rica.

Vamos olhar para essas pessoas? Falar sobre elas? Colocá-las no centro do debate? Se você está lendo este prefácio, é certo que sim: o tema lhe interessa, você quer saber mais, pensar mais sobre ele. O objeto está posto. Combinamos de perscrutá-lo o quanto melhor possível. Mas ainda falta uma decisão: como vamos olhá-lo? Sob que ângulo devemos posicionar nosso microscópio? Esta obra que você tem em mãos fez uma escolha.

Um livro pode ter muitos nomes, todos representativos do que o leitor encontrará em suas páginas. Mas alguns títulos não permitem muitos caminhos diferentes. O título desta obra – *Neurodivergentes: o potencial além do diagnóstico* – oferece um caminho específico: abordar não o transtorno do espectro autista, o transtorno do déficit de atenção e hiperatividade e outras expressões da neurodiversidade humana em si, mas sim as pessoas diagnosticadas com essas condições e como podemos construir uma sociedade na qual elas possam atingir seu máximo potencial.

A despeito das aparências, isso não é pouca coisa. O espaço que essas condições ocupam na reflexão social, na produção acadêmica e nas políticas públicas ainda é irrisório. Ao voltar o olhar para esse objeto em particular, ocorre a subversão da centralidade do que é típico. E, quando esse olhar é esperançoso, provocando os autores a se perguntarem de que forma é possível atuar para o máximo desenvolvimento de cada sujeito, o resultado dessa reflexão contribui para a construção de uma sociedade mais equitativa – certamente o sonho de todo leitor desta obra.

O livro *Neurodivergentes: o potencial além do diagnóstico* quase não deixou tema de fora: percorreu as áreas de atuação de analistas do comportamento, pediatras, dentistas, equipes multidisciplinares e outros. No campo temático, abordou assuntos como sexualidade e vida adulta, seletividade alimentar, inclusão escolar, habilidades sociais, Análise do Comportamento Aplicada (ABA) e, como coroação dessa miríade de debates, o papel dos pais e a transformação da identidade, da posição e da voz da mãe de filhos autistas.

Minha militância e pesquisa na causa do autismo começaram há mais de uma década, quando os vídeos disponíveis na internet sobre o tema eram, em sua maioria, um desrespeito à ciência e havia pouquíssimos livros sobre o assunto. O florescer da produção acadêmica, midiática e da divulgação científica marca uma fase extraordinária, porque permite não apenas a existência de um conhecimento robusto, mas também sua disseminação de forma acessível. Isso faz com que muitas pessoas olhem para os mesmos fenômenos como num caleidoscópio de possibilidades: inúmeros feixes de olhares se entrecruzando – alguns mais sérios, formais, até pessimistas, e outros mais esperançosos, entre os quais se encontra o olhar que colore este livro.

Lucelmo Lacerda

CAPÍTULO 01

A nossa história com o autismo

Desafios, aprendizados e esperança

Este capítulo apresenta a experiência do autor com o diagnóstico precoce de autismo em seus dois filhos, destacando os desafios enfrentados, as estratégias terapêuticas baseadas em evidências e o papel ativo da família no processo. O relato enfatiza a importância da intervenção precoce, do acompanhamento multidisciplinar e da presença contínua e afetiva da família no desenvolvimento infantil.

Dr. Thiago Castro

DR. THIAGO CASTRO

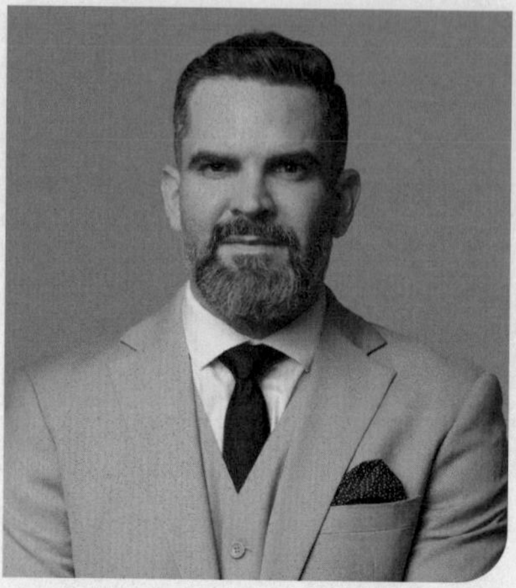

Médico pediatra, pós-graduado em Emergências Pediátricas pelo Hospital Albert Einstein, pós-graduado em Transtorno do Espectro Autista pela CBI of Miami e mestrando em Neurociência pela Christian Business School (EUA). Mais do que seus títulos, sua maior inspiração vem de sua família: casado com Gabriela, é pai de Noah e Matteo, ambos autistas, e da pequena Aurora. Reconhecido nacionalmente como referência em TEA, capacitou milhares de profissionais e mais de 30 mil pais. Idealizador da Clínica BLUA Pediatria, do Congresso Espectro e do Congresso Gaúcho sobre Transtornos do Neurodesenvolvimento, é autor de best-sellers como *Simplificando o autismo* e *Espectro autista feminino*. Dr. Thiago é um profissional que alia ciência, prática e vivência, transformando vidas e ampliando o entendimento sobre o autismo no Brasil.

Contato: Instagram: @dr.thiagocastro

Existe um momento na vida de um pai que jamais será esquecido: quando ele percebe que algo em seu filho está diferente. Nenhuma graduação, nenhuma residência médica, nenhum título é suficiente para blindar o coração diante dessa suspeita.

Quando os sinais começaram a surgir no Noah, minha experiência como pediatra cedeu lugar ao instinto mais profundo de um pai em alerta. Aquele bebê por quem oramos desde o ventre agora nos conduziria por uma das jornadas mais desafiadoras e transformadoras das nossas vidas. Gabriela e eu estávamos prestes a descobrir que, no amor por um filho, mora uma força que nem mesmo a ciência consegue explicar.

Ele era um bebê sereno, sorridente, encantador. Cumpria os marcos do desenvolvimento com leveza. Mas, aos dez meses, algo começou a mudar. Seu olhar, que antes buscava os nossos, passou a perder-se no vazio. As expressões faciais que enchiam nosso coração de alegria foram se apagando. E ali, naquele silêncio inexplicável, começou a nascer nossa inquietação e, também, nossa coragem.

Não foi fácil. Nem como pai, nem como médico. A dúvida era constante: seria apenas uma fase? Estávamos exagerando? No entanto, no que o instinto dos pais sussurra, o coração escuta com clareza. E, ali, começamos a correr contra o tempo, em busca de respostas, apoio e esperança.

Com o passar dos dias, os sinais ficaram mais evidentes: a ausência de palavras, o desinteresse por pessoas, o apego a objetos, o olhar distante. Aos um ano e três meses, o diagnóstico foi confirmado: transtorno do espectro autista (TEA).

Foi um baque. Porém, também foi um ponto de partida.

Estudos como os de Zwaigenbaum *et al.* (2015) demonstram que sinais de TEA aparecem antes dos 24 meses e que identificar essas indicações precocemente está associado a melhores resultados em comunicação, cognição e interação social. Noah teve o privilégio, e nós tivemos a coragem, de iniciar essa intervenção de forma precoce.

Começamos com fonoaudiologia e terapia ocupacional e, posteriormente, Análise do Comportamento Aplicada (ABA). Segundo o *National Autism Center* (2015), a ABA é uma das abordagens com maior respaldo científico para o tratamento do TEA, com resultados significativos na redução de comportamentos disfuncionais e no desenvolvimento de habilidades adaptativas.

O papel da família: coterapeutas dos próprios filhos

Foi nesse processo que descobrimos algo essencial: o protagonismo da família. Gabriela e eu decidimos que não seríamos apenas espectadores ou financiadores das terapias. Seríamos parte ativa. Estudamos, aplicamos técnicas em casa, ajustamos a rotina e criamos um ambiente de estímulo e conexão.

Essa participação ativa é respaldada por evidências. A revisão Cochrane de Oono, Honey e McConachie (2013) encontrou melhorias estatisticamente significativas em interação social (SMD 0,41) e linguagem compreensiva quando os pais são ativos no processo terapêutico. O que vivemos em casa confirmou o que a ciência já dizia: a família é um dos pilares mais poderosos no processo terapêutico.

Adaptações simples, como a redução de telas, a reorganização do ambiente e o uso de estratégias de comunicação alternativa fizeram uma enorme diferença. Mais do que técnicas, o que oferecemos foi presença. E esta é insubstituível.

Matteo: a força do diagnóstico ainda mais precoce

Quando Matteo chegou, a história ganhou novos capítulos. Já sabíamos o que procurar, como agir e onde buscar apoio. Com apenas seis meses, ele iniciou acompanhamento terapêutico. Os ganhos foram surpreendentes.

Rogers e Vismara (2008) reforçam que intervenções intensivas antes dos dois anos promovem ganhos duradouros em funcionamento adaptativo e redução de comportamentos disfuncionais. E foi isso que vimos em Matteo. Cada sorriso, cada olhar compartilhado, cada nova palavra foi celebrada como uma vitória.

Modelos como o *Early Start Denver* (Rogers; Dawson, 2010) expandem a aplicação da ABA, integrando o desenvolvimento por meio de brincadeiras com foco no engajamento e na comunicação precoce. E os resultados, quando bem aplicados, são visíveis.

Entretanto, também aprendemos que, mesmo com a mesma base familiar, cada criança é única. Matteo não é uma cópia de Noah. Ele tem seu próprio ritmo, suas próprias batalhas, suas próprias conquistas.

Autismo não define, apenas revela

Hoje, com tudo o que vivemos, entendemos que o autismo não é um rótulo. É uma forma diferente de processar o mundo. Não define quem nossos filhos são. Noah e Matteo continuam sendo meninos incríveis, criativos, amorosos e determinados. O autismo faz parte da história deles, mas não é o fim desta.

A literatura científica atual reforça essa visão. Crianças com TEA, quando recebem apoio adequado e no tempo certo, podem alcançar independência, qualidade de vida e bem-estar emocional.

O futuro está em nossas mãos

Nossa jornada ainda não acabou. E talvez nunca acabe. Porém, hoje sabemos que é possível transformar diagnóstico em ação, medo em propósito e lágrimas em conquistas. Com amor, ciência e fé, podemos reescrever o futuro dos nossos filhos.

A experiência com Noah e Matteo nos ensinou que o tempo é precioso. Que o envolvimento da família é insubstituível. Que cada pequena conquista merece ser celebrada. E que a esperança, quando sustentada por conhecimento e dedicação, pode nos levar além dos nossos maiores medos.

Que outras famílias, ao lerem este capítulo, encontrem força, direção e consolo. Porque a luta é grande, mas o amor é ainda maior.

E se há algo que aprendemos com Noah e Matteo é que Deus nunca erra nos caminhos que traça. Cada desafio, cada lágrima, cada noite sem dormir veio acompanhada de crescimento, de amor em dobro e de uma fé que foi sendo lapidada na dor. O diagnóstico não anulou nossos sonhos, nos ensinou a sonhar diferente. E, hoje, olhando para trás, temos certeza de que tudo valeu a pena. Porque nossos filhos não são o que a medicina previu, eles são o que o amor construiu.

Referências

NATIONAL AUTISM CENTER. *National standards project, phase 2*: addressing the need for evidence-based practice guidelines for autism spectrum disorder. Randolph, MA: National Autism Center, 2015.

OONO, I. P.; HONEY, E. J.; MCCONACHIE, H. Parent-mediated Early Intervention for Young Children with Autism Spectrum Disorders (ASD). *Cochrane*

Database of Systematic Reviews, v. 4, 30 de abril de 2013. Disponível em: https://pubmed.ncbi.nlm.nih.gov/23633377/. Acesso em: 3 set. 2025.

ROGERS, S. J.; VISMARA, L. A. Evidence-based comprehensive treatments for early autism. *Journal of Clinical Child & Adolescent Psychology*, v. 37, n. 1, p. 8-38, 2008.

ROGERS, S. J.; DAWSON, G. *Early start denver model for young children with autism*: promoting language, learning, and engagement. New York: Guilford Press, 2010.

ZWAIGENBAUM, L. *et al.* Early identification of autism spectrum disorder: recommendations for practice and research. *Pediatrics*, v. 136, supl. 1, p. S10-S40, 2015.

CAPÍTULO 02

Por trás do "Ele não come"

Ciência, dor e a urgência de transformar

Por trás do "meu filho não come" há histórias de dor, culpa e orientação errada. Este capítulo revela a urgência de acolher com ciência e respeito, mostrando que comer é um processo complexo – e que crianças com dificuldades alimentares precisam de mais do que paciência: precisam de direção.

Karen de Albuquerque Mendonça Melo
e Silvicleide Silva Barros

KAREN DE ALBUQUERQUE MENDONÇA MELO

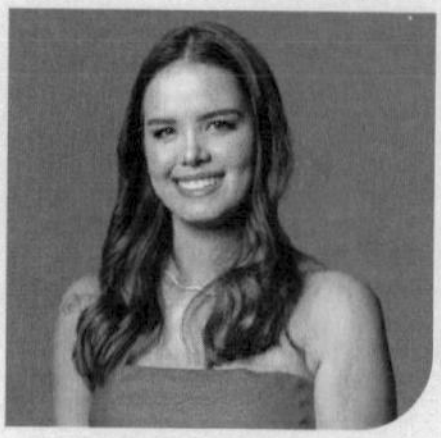

Médica formada pela Universidade Tiradentes (Unit), especialista em Medicina de Família e Comunidade. Pós-graduada em Pediatria, UTI Pediátrica e Psiquiatria, e atualmente pós-graduanda em Psiquiatria da Infância e da Adolescência. Possui aprimoramento em Autismo pelo CBI of Miami, além de certificações em Autismo (CTC III) e Transtornos do Neurodesenvolvimento (TND III). Autista e mãe atípica, une vivência e ciência para transformar o cuidado de crianças neurodivergentes e suas famílias. Escritora, palestrante e idealizadora do Projeto AFA – Apoio a Famílias Atípicas.

Contatos: drakaren.albuquerque@hotmail.com
Instagram: @drakarenalbuquerque
YouTube: @drakarenalbuquerque
79 99938 4497

SILVICLEIDE SILVA BARROS

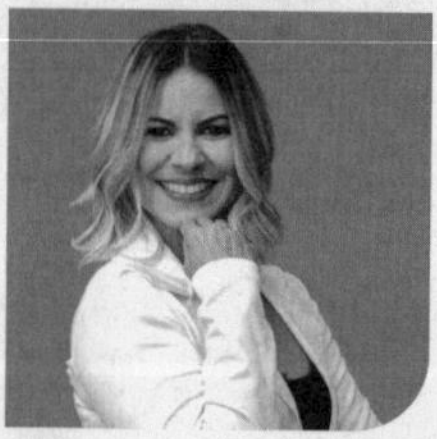

Graduada em Fonoaudiologia em 2006 e pós-graduada em Saúde da Família pela UFPE/CAV. Especialista em autismo. Formação III e IV em Transtornos do Neurodesenvolvimento. Fez aprimoramento em Dificuldades Alimentares e Distúrbios Alimentares Pediátricos. Tem também curso em Alteração Alimentar Internacional pela Get Permission. Palestrante para pais e profissionais nas áreas de fala, linguagem e dificuldades alimentares.

Contatos: silviabarros.barros4@gmail.com
Instagram: @silvisfono
81 99551 8079

Introdução

Comer com confiança exige mais que apetite – requer suporte técnico, olhar sensível e conduta baseada em evidência. A história de Kali ilustra, com precisão dolorosa, o impacto da ausência desse suporte. Leia atentamente este relato:

A pequena Kali nasceu bem, no tempo certo. Uma linda menina, sem problemas de saúde. Logo nos primeiros dias de vida, perdeu mais peso do que o esperado, mas o motivo era evidente: ela não sabia mamar!

Em vez da estimulação da pega adequada, a mãe foi orientada a utilizar um dispositivo plástico chamado bico de silicone, que de fato possibilitou que a pequena ganhasse peso; porém, esse processo trazia prejuízos ocultos. Afinal, a amamentação é essencial para a aquisição de habilidades alimentares. Ela oferece estimulação sensorial e motora, que são prejudicadas com o uso desse simples dispositivo.

Tudo correu bem nos meses que se seguiram; porém, ao iniciar a introdução alimentar, Kali aparentava não saber o que fazer com o alimento na boca. Além disso, parecia apresentar desconfortos sensoriais e um reflexo de vômito exacerbado (o reflexo de GAG). Nesse período, os alimentos passaram a ser liquidificados, para permitir que a pequena estivesse bem nutrida. No entanto, criou-se mais um problema: esse período é fundamental para a aquisição de habilidades como mastigar e lateralizar a língua. E, em vez de receber intervenções adequadas, a criança foi privada dessas possibilidades.

Por volta dos 18 meses de vida, mesmo sendo nutrida com alimentos liquidificados, a pequena parou de aceitá-los e passou a se alimentar exclusivamente de fórmula infantil. Mas, ao procurar ajuda médica, a resposta foi simples: “Deixa com fome, que ela come!”. Após um período sem evolução, uma nova orientação médica: “Coloca na escola, que ela come!”.

E foi exatamente assim, com uma série de orientações inadequadas, que a pequena Kali se alimentou exclusivamente de fórmula infantil dos 18 meses aos seis anos de idade.

Esse é um breve relato de uma história real.

Alimentar-se de forma segura não depende apenas da vontade ou da fome – é preciso orientação especializada, sensibilidade e práticas fundamentadas em evidências. A trajetória de Kali expõe, de maneira marcante, as consequências da falta desse suporte. Uma realidade silenciosa, que também afeta inúmeras outras crianças, vítimas da negligência institucionalizada frente às dificuldades alimentares.

O processo de aquisição alimentar

O ato de comer, tão natural aos olhos de muitos, é na verdade um aprendizado complexo, que começa já nas primeiras horas de vida. O leite materno é o primeiro alimento – e também o primeiro exercício motor, sensorial e emocional. Quando oferecido desde a primeira hora de vida e mantido de forma exclusiva até os seis meses, o aleitamento promove o desenvolvimento imunológico, protege contra infecções, reduz o risco de doenças crônicas e ainda contribui para a redução da mortalidade infantil até os cinco anos de idade (Brasil, 2018).

Mais do que nutrição, a amamentação promove o desenvolvimento motor-oral. A força exercida ao sugar ativa músculos e estruturas fundamentais: mandíbula, língua, lábios, palato, arcadas dentárias. Quando esse processo é interrompido precocemente – como no caso de desmames antecipados ou uso de bicos artificiais –, compromete-se o preparo natural para funções alimentares futuras, além de aumentar o risco de alergias alimentares (Silva, 2020).

Nas primeiras semanas, o bebê se alimenta de forma reflexa. Com o tempo, porém, ele precisa aprender a comer. E esse aprendizado exige maturação neurológica, prática e exposição. Comer não é instintivo – é complexo. Exige a coordenação de 26 músculos e seis nervos cranianos para que o alimento percorra a boca com segurança até o estômago (Junqueira, 2017).

Quando o problema aparece

No consultório, são frequentes relatos como:

"Meu filho não mastiga."

"Só toma leite."

"Ele não aceita nada novo."

Com frequência ainda mais alarmante, essas famílias recebem orientações inadequadas: "**Deixa com fome, que ele come!**".

A ciência mostra que os distúrbios alimentares costumam surgir nos primeiros anos de vida e tendem a se agravar sem intervenção adequada. Os primeiros sinais comumente aparecem na introdução alimentar e se intensificam por volta dos dois anos, período marcado pela hiporexia fisiológica (uma redução do apetite infantil). Saber diferenciar o que é um comportamento esperado e o que ultrapassa os limites fisiológicos é o primeiro passo. Dificuldades alimentares reais envolvem múltiplos fatores – motores, sensoriais, comportamentais, psíquicos – e exigem conduta estruturada e acompanhamento multidisciplinar (Junqueira *et al.*, 2015).

Como mudar essa realidade

Transformar a realidade alimentar de uma criança atípica não depende de fórmulas prontas. Depende de contexto, sensibilidade e conhecimento técnico. Comer não é um ato isolado: é comportamento aprendido, mediado por vínculos, ambiente e cultura.

A infância é uma fase de descobertas, mas também de resistência ao novo. A recusa inicial é natural. O problema se instala quando a exposição ao alimento não é respeitosa, nem intencional.

A criança precisa de oportunidade. E o cuidador, de informação. A orientação adequada permite que a alimentação seja tratada como o que ela é: uma construção. Texturas, cores, cheiros, formas de preparo – tudo influencia. Quanto mais precoce e variada for a exposição, maiores as chances de adesão alimentar saudável (Ramos, 2000; Reis; Neves, 2022).

Porém, nem toda recusa é seletividade. Dificuldades alimentares podem envolver ausência de mastigação, reflexo de vômito exacerbado, recusa a texturas e comportamentos de fuga (Junqueira *et al.*, 2015).

Muito além da seletividade

A seletividade alimentar, na maioria dos casos, é transitória e ocorre em crianças saudáveis, que mantêm seu estado nutricional e convivem normalmente à mesa. Já a dificuldade alimentar é marcada por comprometimento no estado nutricional, recusa dos alimentos por categorias (cor, sabor, textura, aparência), comportamentos de fuga; trata-se da criança que não aceita diferentes formas de preparo do alimento, que costuma se alimentar em momentos diferentes da família e requer mais exposições até passar a aceitar o alimento (Sociedade Brasileira de Pediatria, 2024, p.80).

Dessa forma, a dificuldade alimentar é marcada por sofrimento real e resistência intensa a categorias alimentares, além de rupturas sociais.

E, no extremo desse desafio, encontra-se o transtorno alimentar restritivo evitativo (TARE), que envolve um padrão persistente de ingestão alimentar limitada e evitação de determinados alimentos devido a questões emocionais, comportamentais ou sensoriais – podendo afetar o crescimento e o desenvolvimento, e está associado a um risco elevado de deficiências nutricionais. O *DSM-5-TR* evidencia o TEA como fator de risco para o desenvolvimento do TARE, e ressalta as limitações funcionais e dificuldades sociais que geram um impacto negativo no funcionamento familiar.

Junqueira (2017) cita que as dificuldades alimentares estão frequentemente relacionadas a 204 outros tipos de diagnósticos, tais como: prematuridade, refluxo gastroesofágico, déficits de crescimento, esofagite eosinofílica, doenças cardíacas congênitas, síndrome de Down, paralisia cerebral, fibrose cística, doenças mitocondriais, transtorno do espectro autista etc.

Existem diversas modalidades de não aceitação do alimento: recusa alimentar, seletividade alimentar, neofobia (medo de alimentos novos), fobia alimentar (medo de se alimentar), dificuldades alimentares, e até o TARE. Além disso, em determinadas situações, as dificuldades alimentares se estendem até a fase adulta quando não tratadas corretamente (Maximino *et al.*, 2016).

Equipe necessária para enfrentar esse desafio

Nenhum profissional isolado é capaz de conduzir a complexidade das dificuldades alimentares. É preciso uma rede qualificada, que integre conhecimento técnico, escuta sensível e plano terapêutico conjunto.

Essa equipe deve envolver médico puericultor (pediatra ou de família), fonoaudiólogo, nutricionista, terapeuta ocupacional e psicólogo. Cada profissional oferece uma lente complementar – e é a integração entre elas que garante intervenções eficazes (Maximino *et al.*, 2016).

Mas tão essencial quanto o atendimento é a capacitação dos profissionais. Poucos aprendem a lidar com dificuldades alimentares nas graduações. Isso gera orientações imprecisas e, em muitos casos, prejudiciais.

Conclusão

As dificuldades alimentares não se resolvem com conselhos populares. Elas exigem estrutura técnica, sensibilidade prática e conhecimento baseado em evidência. A criança precisa ser compreendida em sua totalidade – e a família, conduzida com respeito e direção.

Fortalecer a capacitação profissional é uma urgência, porque alimentar uma criança não é só oferecer comida.

É garantir a construção de uma relação segura com o ato de comer.

E essa construção só acontece com confiança.

Referências

AMERICAN PSYCHIATRIC ASSOCIATION (APA). *Manual diagnóstico e estatístico de transtornos mentais*: DSM-5. 5. ed. rev. 1. Trad. Maria Inês Corrêa Nascimento *et al.* Porto Alegre: Artmed, 2023.

BRASIL. Ministério da Saúde. Ministério da Saúde lança campanha de amamentação, 27 de julho de 2018. Disponível em: https://www.gov.br/saude/pt-br/assuntos/noticias/2018/julho/ministerio-da-saude-lanca-nova-campanha-de-amamentacao. Acesso em: 9 maio 2025.

JUNQUEIRA, P. *Por que meu filho não quer comer?* Uma visão além da boca e do estômago. Bauru: Idea Editora, 2017.

JUNQUEIRA, P. *et al.* The role of the speech language pathologist in the diagnosis and multidisciplinary treatment of children with feeding difficulties: a new vision. *Revista CEFAC*, São Paulo, v. 17, n. 3, p. 1004-1011, 2015. DOI: http://dx.doi.org/10.1590/1982-021620151614.

KACHANI, A. T. *et al.* Seletividade alimentar da criança. *Pediatria*. São Paulo, v. 27, n. 1, p. 48-56, 2000. DOI: https://doi.org/10.1590/1984-0462/;2018;36;1;00004.

MAXIMINO, P. *et al.* Como acompanhar a criança com dificuldade alimentar em escopo multidisciplinar? Protocolo de atendimento multiprofissional na infância e adolescência – estudo piloto. *Journal of Human Growth and Development*, São Paulo, v. 26, n. 3, p. 331-340, 2016.

RAMOS, M.; STEIN, L. M. Desenvolvimento do comportamento alimentar infantil. *Jornal de Pediatria*, Rio de Janeiro, v. 76, n. 3, p. 229-237, 2000. Disponível em: https://www.jped.com.br/en-pdf-X2255553600029140. Acesso em: 9 maio 2025.

REIS, T. C. D. R.; NEVES, V. M. da S. *A atuação fonoaudiológica em crianças com seletividade alimentar*: revisão integrativa de literatura. Epitaya E-books, v. 1, n. 6, p. 243-256, 2022.

SILVA, J. N. Aleitamento materno: motivos e consequências do desmame precoce em crianças. *Revista Artigos. Com.*, v. 20, e4756, 2020.

SOCIEDADE BRASILEIRA DE PEDIATRIA. *Manual de alimentação*: orientações para alimentação do lactente ao adolescente, na escola, na gestante, na prevenção de doenças e segurança alimentar. São Paulo: Sociedade Brasileira de Pediatria, 2024.

CAPÍTULO 03

Autismo em adultos

O que a infância não revelou, o tempo mostrou

O diagnóstico tardio de autismo revela dores silenciadas por anos, causadas por desconhecimento, camuflagem e falta de acolhimento. Ao receber o diagnóstico, nasce alívio, pertencimento e a possibilidade de ressignificar o passado com mais compaixão. Conhecer direitos garante dignidade, inclusão e esperança para seguir em frente com propósito.

Kátia Ferreira de Albuquerque

KÁTIA FERREIRA DE ALBUQUERQUE

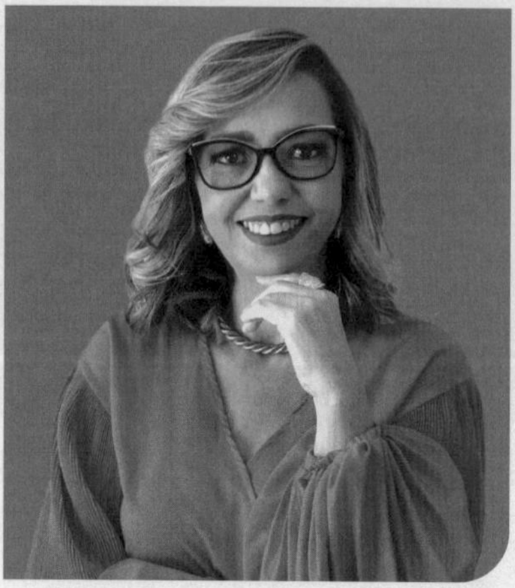

Advogada especializada em Direito Médico e Direto da Saúde, com foco na defesa dos direitos das pessoas com transtorno do espectro autista (TEA). Pós-graduada em Direito Administrativo e mestra em Administração Pública pela Universidade Federal de Sergipe (UFS). Tem sólida experiência como servidora pública federal e ex-assessora de juiz no Tribunal de Justiça de Sergipe. Atua como advogada militante nas causas da neurodiversidade, sendo membro da Comissão dos Direitos dos Autistas da OAB/SE e presta serviços de consultoria e assessoria jurídica. Também é autista, mãe atípica e avó atípica – vivências que tornam sua atuação profundamente humana, legítima e conectada à realidade das famílias neurodivergentes. Busca continuamente unir conhecimento técnico com experiência de vida para transformar o direito em uma ferramenta real de inclusão e dignidade.

Contatos: adv.katiaalbuquerque@gmail.com
Instagram: @adv.katiaalbuquerque
79 99144 5959

Um corpo que sempre falou baixo: relato de um diagnóstico tardio

Aos 52 anos, recebi três diagnósticos que transformaram completamente minha jornada: autismo, TDAH e TAG. Tudo começou com minha neta, diagnosticada aos seis anos – e, no início, neguei. Por desconhecimento, medo e culpa, eu me via nela. Sempre fui "assim": sensível demais, introspectiva, "difícil de lidar". Mas não havia nada de errado conosco – era apenas o nosso jeito de ser.

Minha infância foi marcada por um choro descontrolado, uma ansiedade de separação que me consumia na escola, todos os dias, até na adolescência; uma hipersensibilidade sensorial (luz, sons, texturas) que me rendeu rótulos cruéis: fresca, chata, antissocial. Não entendia ironias ou piadas – me chamavam de sonsa, loira burra. Movimentos repetitivos – balançar pernas, apertar dedos, andar em círculos – passaram despercebidos ou foram silenciados na busca de pertencimento. Minha seletividade alimentar, rituais e sensibilidade no couro cabeludo também eram considerados "frescura".

Comunicar nunca foi natural: precisava treinar cada fala, pensar se ofendia alguém – "não é o que fala, mas como fala!". Sempre fui direta. Meu cérebro não é linear: organizar ideias, planejar, decidir, lidar com mudanças e memória de trabalho exigiam esforço extremo. Quando não aguentava mais, vinham os colapsos, *meltdowns* e *shutdowns*. Diante disso, pensamentos frequentes: se pudesse, me isolava em uma caverna por meses – muitas vezes, fui para um lugar vazio e permaneci horas no carro.

Apesar de não ter sofrido bullying, o isolamento doeu tanto quanto. Nunca soube correr – falta coordenação entre respiração e movimento. Minha dificuldade de comunicação gerava crises de choro, afastamento e a sensação de que apenas duas colegas gostavam de mim. Desenvolvi disforia sensível à rejeição (DSR): reagia intensamente a críticas, falhas, e desenvolvi sentimentos de abandono.

Hoje, olhar para trás com esse novo entendimento não apaga a dor, mas traz alívio. O diagnóstico não foi um ponto final – foi o renascimento de quem eu sempre fui. Isso me permite transformar dor em conhecimento e acolhimento – para outras pessoas que, como eu, viveram mal interpretadas, sem saber que seu corpo sempre falava baixo.

Por que chega tão tarde? Compreendendo o diagnóstico tardio em autistas adultos

O Censo de 2022, divulgado pelo Instituto Brasileiro de Geografia e Estatística (IBGE) em 2025, trouxe pela primeira vez dados sobre o autismo: 2,4 milhões de pessoas no Brasil são autistas, o que representa 1,2% da população, com maior prevalência em meninos de cinco a nove anos (IBGE, 2025).

O transtorno do espectro autista (TEA) é um distúrbio do neurodesenvolvimento com prejuízos na comunicação e interação social, além de comportamentos repetitivos, com manifestações clínicas únicas (Rocha *et al.*, 2023). O diagnóstico precoce é essencial, pois permite intervenções multidisciplinares ainda em fases de intensa neuroplasticidade, garantindo melhor desenvolvimento global (Rocha *et al.*, 2023).

O TEA é classificado em três níveis de suporte, conforme a necessidade de ajuda para realizar atividades cotidianas (Rocha *et al.*, 2023). Porém, muitos fatores ainda contribuem para o diagnóstico tardio, entre eles: o desconhecimento por parte dos profissionais de saúde sobre a diversidade de sintomas, desigualdade de gênero, baixa escolaridade dos pais, ausência de políticas públicas, dificuldades de acesso à saúde e confusão com outros transtornos com características semelhantes (Rocha *et al.*, 2023; Lima *et al.*, 2024).

Além disso, a camuflagem – habilidade de mascarar traços do autismo – é amplamente utilizada, principalmente por mulheres. Essa estratégia dificulta a percepção clínica, além de trazer impactos negativos à saúde mental e física (Lin *et al.*, 2023; Lima *et al.*, 2024). Soma-se a isso a dificuldade de recordar o próprio desenvolvimento neuropsicomotor na infância e a apresentação de sintomas mais sutis (Lin *et al.*, 2023).

Outro aspecto importante é a alexitimia – dificuldade de identificar e expressar as próprias emoções –, que pode comprometer o autoconhecimento e impactar a busca por diagnóstico (Gikovate; Féres-Carneiro, 2024).

Diante disso, é fundamental investir na qualificação de profissionais, ampliar o acesso a informações de qualidade e promover políticas públicas que reconheçam e acolham as diferenças. Só assim será possível construir uma sociedade mais empática e justa para todos.

Quando o nome chega: impactos psicológicos e sociais do diagnóstico adulto

O diagnóstico tardio traz impactos profundos. Sem suporte adequado, muitos autistas enfrentam dificuldades de adaptação social e apresentam maiores índices de comorbidades como depressão, ansiedade e distúrbios gastrointestinais (Lima *et al.*, 2024).

Pessoas com TEA têm taxas mais elevadas de transtornos psiquiátricos, como ansiedade, pânico, depressão, ansiedade de separação e TDAH – que pode afetar até 40% dos adultos autistas (Lin *et al.*, 2023). Também apresentam maior mortalidade precoce, com causas relacionadas a doenças crônicas e neurológicas, como epilepsia, câncer e problemas cardíacos e respiratórios (Lin *et al.*, 2023).

Muitos adultos resistem ao diagnóstico por medo de estigmatização e julgamento, o que dificulta o acesso a tratamento adequado (Lima *et al.*, 2024). Além disso, há déficits nas funções executivas – como planejamento, memória de trabalho e flexibilidade cognitiva – que se agravam com o envelhecimento (Lin *et al.*, 2023).

No entanto, o diagnóstico, mesmo tardio, pode representar alívio. Ele possibilita a compreensão das próprias dificuldades e experiências dolorosas, favorecendo o início de um processo de autocompaixão (Gikovate; Féres-Carneiro, 2024). O sentimento de não pertencimento é ressignificado e o autista adulto encontra, enfim, um lugar legítimo no mundo.

Assim, é indispensável que o diagnóstico venha acompanhado de assistência profissional, com abordagem multidisciplinar, visando bem-estar, inclusão e pertencimento social (Gikovate; Féres-Carneiro, 2024; Lima *et al.*, 2024).

Direitos do autista adulto: um guia prático e afetivo

A saúde é um direito garantido a todos pela Constituição Federal (Brasil, 1988). Portanto, mesmo pessoas sem plano de saúde devem ter acesso a tratamentos e terapias por meio do SUS. Para quem tem plano, a Lei nº 9.656/1998 rege as carências: 24 meses para doenças preexistentes, 300 dias para parto, 180 dias para outros procedimentos e apenas 24 horas para urgências.

É importante destacar que o autismo não é uma doença, mas uma condição do neurodesenvolvimento. Assim, o prazo de carência, em geral, deve ser de no máximo 180 dias. Pode ser ainda reduzido, conforme recomendação do médico assistente. O plano também deve cumprir prazos legais: por exemplo, liberar terapias prescritas em até dez dias úteis, após cumpridas as devidas carências. Se não houver profissional habilitado na rede credenciada, é possível buscar fora dela.

Outro ponto que causa dúvidas é o rol da ANS. Esse rol não é taxativo: havendo prescrição médica com base em evidência científica e plano terapêutico adequado, os tratamentos devem ser cobertos.

Quanto ao diagnóstico, a Lei do Ato Médico (Brasil, 2013) permite que qualquer médico com CRM ativo, e capacidade técnica para tal, atue no diagnóstico de TEA, ainda que não seja especialista. O laudo é válido em todo o território nacional desde que contenha todos os elementos técnicos mínimos exigidos (CID, assinatura, carimbo etc.), e pode ser utilizado para fins de políticas públicas, concessão de benefícios, acesso às terapias e inclusão.

Direito à educação inclusiva

A Lei nº 12.764/2012 (Lei Berenice Piana) reconhece o autista como pessoa com deficiência para fins legais (Brasil, 2012), assegurando a ele uma educação inclusiva de qualidade, em todos os níveis e ao longo de toda a vida. Isso inclui desde o ensino básico até o superior e a educação profissionalizante.

A legislação brasileira garante o direito à permanência, à participação e ao aprendizado no ambiente escolar comum, com adaptações razoáveis para atender às necessidades individuais. Entre essas adaptações estão: tempo maior para provas, apoio especializado, materiais adaptados e respeito às especificidades sensoriais e cognitivas (Brasil, 2015).

Cabe à instituição de ensino – pública ou privada – a elaboração do Plano Educacional Individualizado (PEI), respeitando o perfil do estudante. Se houver comprovação de necessidade, o aluno também tem direito a acompanhante especializado.

Além disso, a Lei Orgânica da Assistência Social (LOAS) garante o Benefício de Prestação Continuada (BPC) à pessoa com autismo que viva em situação de vulnerabilidade social, desde que a renda per capita familiar seja inferior a ¼ do salário-mínimo (Brasil, 1993).

Outros direitos incluem: redução de jornada de trabalho para servidores públicos autistas ou com filhos autistas, sem perda salarial; direito à meia-entrada em eventos culturais e esportivos; prioridade de atendimento em serviços públicos e privados; fornecimento gratuito de medicamentos; e possibilidade de saque do FGTS para custear tratamentos.

Reflexões finais: caminhos de esperança, autoconhecimento e pertencimento

Quando se descobre que o corpo que sempre falou baixo, na verdade, gritava em silêncio, o diagnóstico se torna mais do que um nome – ele representa um ponto de partida. Ele não apaga as dores, mas ressignifica o passado, aliviando culpas e trazendo acolhimento.

Conhecer os próprios direitos, acessar os recursos disponíveis e, sobretudo, compreender a si mesma, transforma dor em potência. Cada vivência dolorosa pode, agora, abrir caminhos para outras pessoas que ainda estão tentando se reconhecer. E é justamente nessa travessia – da ignorância ao entendimento, da invisibilidade ao pertencimento – que nasce uma nova possibilidade de viver com dignidade, com voz e com propósito.

Referências

BRASIL. *Constituição da República Federativa do Brasil de 1988*. Texto constitucional promulgado em 5 de outubro de 1988, com as alterações determinadas pelas Emendas Constitucionais de Revisão nº 1 a 6/1994, pelas Emendas Constitucionais n. 1/1992 a 91/2016 e pelo Decreto Legislativo nº 186/2008. Brasília: Senado Federal, 2016. Disponível em: https://www2.senado.leg.br/bdsf/bitstream/handle/id/518231/CF88_Livro_EC91_2016.pdf. Acesso em: 3 jun. 2025.

BRASIL. *Lei nº 12.764, de 27 de dezembro de 2012*. Institui a Política Nacional de Proteção dos Direitos da Pessoa com Transtorno do Espectro Autista; e altera o § 3º do art. 98 da Lei nº 8.112, de 11 de dezembro de 1990. *Diário Oficial da União*, Brasília, DF, 28 dez. 2012. Disponível em: http://www.planalto.gov.br/ccivil_03/_Ato2011-2014/2012/Lei/L12764.htm. Acesso em: 7 jun. 2025.

BRASIL. *Lei nº 12.842, de 10 de julho de 2013*. Dispõe sobre o exercício da Medicina. *Diário Oficial da União*, Brasília, DF, 11 jul. 2013. Disponível em: http://www.planalto.gov.br/ccivil_03/_Ato2011-2014/2013/Lei/L12842.htm. Acesso em: 7 jun. 2025.

BRASIL. *Lei nº 13.146, de 6 de julho de 2015*. Institui a Lei Brasileira de Inclusão da Pessoa com Deficiência (Estatuto da Pessoa com Deficiência). *Diário Oficial da União*, Brasília, DF, 7 jul. 2015. Disponível em: http://www.planalto.gov.br/ccivil_03/_Ato2015-2018/2015/Lei/L13146.htm. Acesso em: 7 jun. 2025.

BRASIL. *Lei nº 9.656, de 3 de junho de 1998*. Dispõe sobre os planos e seguros privados de assistência à saúde. *Diário Oficial da União*, Brasília, DF, 4 jun. 1998. Disponível em: http://www.planalto.gov.br/ccivil_03/leis/l9656.htm. Acesso em: 7 jun. 2025.

BRASIL. *Lei nº 8.742, de 7 de dezembro de 1993*. Dispõe sobre a organização da Assistência Social. *Diário Oficial da União*, Brasília, DF, 8 dez. 1993. Disponível em: https://www.planalto.gov.br/ccivil_03/leis/l8742.htm. Acesso em: 7 jun. 2025.

GIKOVATE, C. G.; FÉRES-CARNEIRO, T. Autismo em adultos: sentimentos e mudanças após o diagnóstico. *Psicologia e Saúde em debate*, Patos de Minas/MG, v. 10, n. 2, p. 80-100, 2024. DOI: 10.22289/2446-922X.V10A2A6.

IBGE – INSTITUTO BRASILEIRO DE GEOGRAFIA E ESTATÍSTICA. *Censo demográfico 2022*: pessoas com deficiência e pessoas diagnosticadas com transtorno do espectro autista: resultados preliminares da amostra. Rio de Janeiro: IBGE, 2025. p. 80.

LIN, J. *et al.* Transtorno do espectro autista e envelhecimento: uma revisão narrativa. *Revista Remecs – Revista Multidisciplinar de Estudos Científicos em Saúde*, São Paulo, v. 8, n. 14, p. 3-11, 2023. DOI: 10.24281/rremecs2023.8.14.3-11.

LIMA, A. C. F. *et al.* O impacto do diagnóstico tardio de TEA em adultos: desafios clínicos e implicações para o tratamento. *Brazilian Journal of Implantology and Health Sciences*, Macapá, v. 6, n. 9, p. 3260-3269, 2024. DOI: 10.36557/2674-8169.2024v6n9p3260-3269.

ROCHA, V. P. *et al.* Diagnóstico tardio de transtorno do espectro autista e seus impactos sociais e clínicos. *Revista Brasileira de Revisão de Saúde*, São José dos Pinhais, PR, v. 6, n. 2, p. 6962-6970, 2023. DOI: https://doi.org/10.34119/bjhrv6.

CAPÍTULO 04

Autismo feminino

Camuflagem social e burnout autista – como o *masking* atrasa o diagnóstico em mulheres autistas

Este capítulo aborda o impacto do *masking* no diagnóstico tardio de mulheres autistas, resultando em burnout, esgotamento emocional e rótulos equivocados. A camuflagem social, influenciada por expectativas culturais e de gênero, mantém muitas mulheres autistas invisibilizadas, justificando a importância do diagnóstico precoce para proporcionar a validação e o suporte clínico adequado a esse público.

Karen de Albuquerque Mendonça Melo
e Samara Ribeiro de Araujo Ferreira

KAREN DE ALBUQUERQUE MENDONÇA MELO

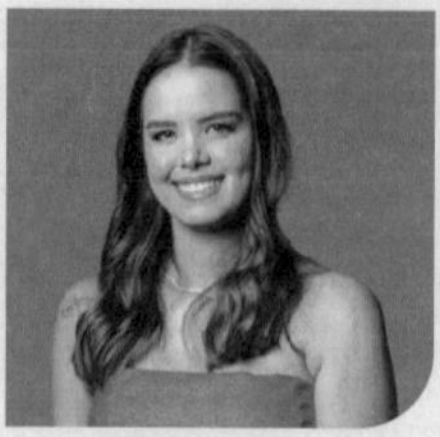

Médica formada pela Universidade Tiradentes (Unit), especialista em Medicina de Família e Comunidade. Pós-graduada em Pediatria, UTI Pediátrica e Psiquiatria, e atualmente pós-graduanda em Psiquiatria da Infância e da Adolescência. Possui aprimoramento em Autismo pelo CBI of Miami, além de certificações em Autismo (CTC III) e Transtornos do Neurodesenvolvimento (TND III). Autista e mãe atípica, une vivência e ciência para transformar o cuidado de crianças neurodivergentes e suas famílias. Escritora, palestrante e idealizadora do Projeto AFA – Apoio a Famílias Atípicas.

Contatos: drakaren.albuquerque@hotmail.com
Instagram: @drakarenalbuquerque
YouTube: @drakarenalbuquerque
79 99938 4497

SAMARA RIBEIRO DE ARAUJO FERREIRA

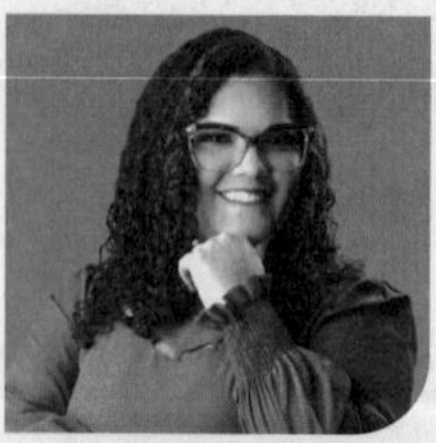

Bacharel em Psicologia pela Universidade Estácio de Sá, graduada em Pedagogia pela FAFIDAM/UECE, pós-graduada *lato sensu* em Neuropsicologia pela Unichristus, em Psicopedagogia Clínica e Institucional pela UECE, em Transtorno do Espectro Autista e em Neurodesenvolvimento pela Faculdade de Maciço de Baturité. Especialista em ABA, AEE, TCC, Neuropsicopedagogia, Educação Especial e Inclusiva, Psicomotricidade Relacional e Clínica, Psicologia Hospitalar, Saúde Mental e Avaliação Psicológica, pela Faculdade Única de Ipatinga. Autora do instrumento "Analisando o Autismo". Atua com avaliação e reabilitação neuropsicológica na faixa etária de 5 a 89 anos, em Russas e Limoeiro do Norte, no Ceará. Realiza formação continuada para professores e palestras sobre transtornos do neurodesenvolvimento no Vale do Jaguaribe/CE. É CEO de dois espaços clínicos nos municípios de Russas e Limoeiro do Norte no interior do Ceará. Atualmente está se dedicando à avaliação do diagnóstico tardio em mulheres autistas.

Contatos: samara_ribeiro@yahoo.com.br
Instagram: @samararibeiro_neuropsi
@samararibeiro.limoeiro
@clinicasamararibeiro.russas
88 9 9673 5374

Introdução

"Ela é autista nível 0,5 de suporte."

Relato da descoberta do diagnóstico da Dra. Karen Albuquerque.

Foi assim que meu diagnóstico foi descrito – e, ao mesmo tempo, invalidado – por um médico.

A justificativa? Eu me formei, me casei, tive filhos. Para ele, isso bastava como evidência de que não poderia ser autismo.

Mas a que custo?

Está tudo bem passar 15 anos na mesma escola sem construir amizades?

Ignorar a dificuldade de se alimentar?

Naturalizar o incômodo com etiquetas, sons, cheiros e texturas?

Fingir segurança ao repetir sempre o mesmo caminho até o trabalho por puro medo do imprevisível?

Muitas mulheres autistas seguem invisíveis.

Mascaram suas dificuldades com tanta habilidade que são vistas como "estranhas", "frias", "problemáticas" – e não como autistas.

Antes do diagnóstico, recebem rótulos. Depois dele, enfrentam o desafio de desconstruí-los.

Durante anos, ouvi adjetivos que me moldaram pela dor: "apática", "besta", "fresca", "difícil"; quando, na verdade, eu era apenas uma mulher autista em busca de compreensão.

O primeiro "autista" que me foi dirigido com verdade veio de um colega de trabalho. E foi acolhedor.

Ali nasceu a semente da dúvida – ou melhor, do reconhecimento: será que sou?

Mas a verdadeira virada veio com o diagnóstico da minha filha.

Ela era minha cópia. E se ela era autista... eu também poderia ser.

Receber meu diagnóstico foi como acender uma luz em uma casa que sempre foi minha, mas na qual eu vivia no escuro.

De repente, tudo fazia sentido:

Eu não era desastrada – tinha dismotricidade.

Não era fria – tinha dificuldades na expressão do afeto.

Não era mentirosa por não olhar nos olhos – apenas sofria com o contato visual.

E não era preguiçosa, esquisita ou distraída – só estava em esforço constante para me encaixar em um mundo que não foi desenhado para mim.

O *masking* – essa habilidade inconsciente de esconder as próprias características para parecer "adequada" – me manteve funcional.

Mas me esgotou.

Sorrir sem saber por que, rir sem entender a piada, mudar de assunto para não revelar que não compreendi...

Essas eram estratégias de sobrevivência.

Aprendidas com dor.

Executadas com excelência.

Reconhecidas por ninguém.

O diagnóstico não apagou o que vivi, mas me deu uma lente para enxergar com clareza.

Trouxe compreensão, acolhimento e, sobretudo, permissão para ser quem eu sou.

Hoje, sei que posso – muitas vezes – tirar a máscara.

E mais que isso: ajudar outras mulheres a fazerem o mesmo.

Essa jornada pessoal, marcada por confusão, sobrecarga emocional e diagnóstico tardio, não é um caso isolado. Pelo contrário: é um retrato fiel da realidade de milhares de mulheres autistas ao redor do mundo.

Muitas delas passam décadas camuflando suas dificuldades sem sequer saber que o estão fazendo. Essa habilidade adaptativa, conhecida como *masking*, é uma das principais razões pelas quais o autismo feminino continua sendo subdiagnosticado, mal compreendido e, em muitos casos, negligenciado.

Compreender o que é o *masking*, como ele se manifesta e quais impactos pode gerar ao longo da vida, é fundamental para profissionais da saúde, educação, famílias e para as próprias mulheres que convivem com essa condição.

A seguir, aprofundaremos os aspectos técnicos e científicos do *masking* no autismo feminino – com base na literatura atual, em evidências clínicas e em experiências vividas – para que mais mulheres possam ser reconhecidas não pelos rótulos que recebem, mas pela verdade que carregam.

Masking que adoece

O fenômeno das máscaras sociais no autismo feminino é um dos principais motivos pelo qual muitas mulheres permanecem sem diagnóstico por tanto tempo. As máscaras sociais, ou simplesmente o "*masking*", são estratégias que mulheres autistas desenvolvem, muitas vezes inconscientemente, para se adequar às expectativas sociais, camuflando suas características e necessidades autênticas.

Essa habilidade de mascaramento é frequentemente interpretada como adaptação bem-sucedida, mas, na realidade, gera um custo emocional significativo. A sobrecarga mental e o desgaste psicológico são consequências comuns desse esforço constante para se adequar. Ao contrário dos homens autistas, que frequentemente apresentam comportamentos mais visíveis e, por isso, são diagnosticados precocemente, mulheres autistas tendem a desenvolver habilidades sociais que escondem seus desafios internos.

O contexto cultural e as expectativas de gênero também influenciam na manutenção dessas máscaras. Desde cedo, meninas são encorajadas a serem sociáveis, educadas e a demonstrar empatia, o que faz com que características autistas sejam vistas como desinteresse ou timidez, em vez de um traço do espectro autista.

De acordo com Simone (2010), "o diagnóstico precoce poderia evitar muitos dos problemas associados ao mascaramento excessivo", mas, para que isso aconteça, é necessário que os profissionais da saúde mental compreendam as peculiaridades do TEA em mulheres. Segundo Hendrickx (2015), as mulheres autistas frequentemente relatam que o processo de mascaramento é exaustivo e, ao longo do tempo, pode levar a crises emocionais e ao esgotamento psicológico, conhecido como *autistic burnout.*

O burnout no autismo feminino é um fenômeno que vem ganhando crescente atenção na literatura científica e nos relatos pessoais de mulheres autistas. Esse estado de esgotamento físico, mental e emocional surge como consequência da constante tentativa de mascarar características autísticas e de se adaptar às demandas sociais (Hull *et al.*, 2017). Tal esforço pode resultar em um desgaste crônico, acarretando prejuízos significativos à saúde mental e ao funcionamento cotidiano (Pelosi *et al.*, 2019).

Muitas mulheres só descobrem o diagnóstico na vida adulta, após anos de sofrimento emocional, frequentemente acompanhados de diagnósticos equivocados, como transtorno de ansiedade, depressão ou transtorno de personalidade borderline. Esse atraso no diagnóstico contribui para sentimentos de inadequação e incompreensão. Hendrickx (2015) ressalta que o diagnóstico precoce poderia evitar muitos dos problemas associados ao mascaramento excessivo.

Para promover um cuidado adequado, é fundamental reconhecer os sinais de mascaramento e oferecer um ambiente seguro para que as mulheres possam expressar suas reais dificuldades. Criar espaços de escuta e compreensão é essencial para reduzir o desgaste psicológico e possibilitar intervenções que visem a saúde mental dessas mulheres.

Em síntese, abordar o mascaramento no autismo feminino exige um olhar atento às nuances e um compromisso com a promoção de ambientes acolhedores e livres de julgamento, onde essas mulheres possam ser verdadeiramente compreendidas.

Complexidade do mascaramento social

O mascaramento social ou camuflagem é definido como o conjunto de estratégias utilizadas por mulheres autistas para ocultar comportamentos considerados atípicos, visando se adequar às expectativas sociais (Hendrickx, 2015). Essa prática, embora frequentemente eficaz para evitar julgamentos externos, gera um esforço cognitivo intenso e contínuo (Linton; Tuttle, 2020). Segundo Mansell e Moran (2021), essa dinâmica pode levar ao desenvolvimento de transtornos como ansiedade e depressão, além de esgotamento extremo.

Conforme Kerches (2022), a camuflagem tende a ser mais prevalente em mulheres, uma vez que as expectativas sociais em relação ao gênero feminino exigem maior conformidade comportamental. Isso pode explicar por que tantas mulheres autistas são diagnosticadas tardiamente, pois os sinais de exaustão e sobrecarga emocional são frequentemente confundidos com transtornos afetivos.

Efeitos na saúde mental

O impacto do burnout autista pode se manifestar de diversas formas, incluindo perda de habilidades previamente adquiridas, aumento da sensibilidade sensorial, colapsos emocionais e retraimento social (Wood; Garfinkel, 2021). Crane *et al.* (2020) identificam que o desgaste provocado pelo mascaramento constante pode desencadear crises agudas de exaustão, com períodos de completa incapacidade funcional.

Outro fator relevante é o impacto da pressão social na saúde mental das mulheres autistas. De acordo com Davis e Coleman (2022), muitas mulheres que passaram anos mascarando características autísticas relatam sentimentos intensos de frustração e esgotamento emocional, especialmente quando o ambiente externo não reconhece ou acolhe suas particularidades.

Estratégias de enfrentamento

Para enfrentar o burnout autista, Kemp (2023) sugere estratégias que incluem o autocuidado direcionado e a busca por ambientes que promovam a expressão autêntica. Estudos também recomendam a criação de redes de apoio formadas por outras mulheres autistas, uma vez que a troca de experiências auxilia no reconhecimento de padrões e no desenvolvimento de mecanismos de proteção contra a sobrecarga emocional (Thronus Medical, 2024). Outra recomendação é buscar a terapia psicológica que pode auxiliar na construção de estratégias de interação aplicáveis no meio social, deixando menos doloridas as relações diárias.

Conclusão

O *masking* é exaustivo. Faz com que mulheres autistas passem anos tentando se encaixar, acumulando rótulos e sofrimentos silenciosos. A constante tentativa de camuflagem para atender às expectativas sociais não apenas desgasta física e emocionalmente, mas também impede que muitas mulheres autistas sejam vistas em sua verdadeira identidade. No entanto, o diagnóstico certo não limita – ele liberta. Ele organiza a dor, valida a história e abre espaço para uma vida mais leve e autêntica.

Quando refletimos sobre o autismo feminino, percebemos que compreender e acolher essas mulheres em sua singularidade é essencial para promover bem-estar e aceitação. O reconhecimento da própria identidade autista permite que essas mulheres construam trajetórias mais genuínas e menos dolorosas.

Se esse texto tocou algo em você, talvez não seja coincidência. Porque entender quem você é pode ser o primeiro passo para, enfim, viver em paz com a sua própria verdade.

Referências

AMERICAN PSYCHIATRIC ASSOCIATION (APA). *Manual diagnóstico e estatístico de transtornos mentais*: DSM-5-TR. 5 ed., revista, Porto Alegre: Artmed, 2023.

BARGHOUT, C. R.; WHITE, S. J. The pressure to conform: social masking among autistic women. *Psychology & Neuroscience*, v. 14, n. 4, p. 423-437, 2021.

BUCIS, B. *Masking*: o que é a camuflagem do autismo e como atrapalha diagnóstico. Revista Metrópole. Disponível em: https://www.metropoles.com/saude/masking-autistas-disfarcam-sinais. Acesso em: 10 fev. 2025.

CRANE, L.; GODDARD, L.; PRING, L. Sensory processing in women with autism: masking and its consequences. *Autism Research*, v. 12, n. 2, p. 210-220, 2020.

CUNHA, M. Autismo feminino: invisibilidade, diagnóstico e desafios enfrentados pelas mulheres autistas. *Mais alívio*, 27 de abril de 2025. Disponível em: https://maisalivio.com/autismo/autismo-feminino-invisibilidade-diagnostico-desafios/. Acesso em: 3 set. 2025.

DAVIS, C.; COLEMAN, R. The gendered experience of autism: masking and the double empathy problem. *Journal of Neurodiversity Studies*, v. 15, n. 2, p. 180-195, 2022.

DEBALD, B.; DEBALD, I. Cognição social das meninas autistas: um estudo de caso referente às interações sociais. Capítulo 16. *In*: *Espectro autista feminino*: invisibilidade, diagnóstico e perspectivas. São Paulo: Literare Books Internacional, 2024, p. 157-165.

FREIRE, M. G.; CARDOSO, H. dos S. P. Diagnóstico do autismo em meninas: revisão sistemática. *Ver. Psicopedagogia*, v.39, n. 120, p. 435-44, 2022.

HANNON, B.; MANDY, W.; HULL, L. A comparison of methods for measuring camouflaging in autism. *Autism Res.*, v. 16, n. 1, p. 12-29, 2023. DOI: 10.1002/aur.2850.

HENDRICKX, S. *Women and girls on the autism spectrum*: diagnosis, careers and care. London: Jessica Kingsley Publishers, 2015.

HEASLEY, J.; HOLLINS, J. Navigating burnout: Coping strategies among autistic women. *Women & Autism Journal*, v. 8, n. 1, p. 25-38, 2023.

HULL, L. *et al.* Masking and compensatory strategies in autism: a systematic review. *Autism*, v. 21, n. 5, p. 575-590, 2017.

KEMP, J. *Burnout autista*: um guia breve de recuperação e prevenção. 2023.

KERCHES, D. Camuflagem social x diagnóstico de TEA no público feminino. *Autismo e Realidade*, 2022.

LINTON, K. F.; TUTTLE, B. Masking and mental health: the impact of camouflaging autistic traits. *Journal of Clinical Psychology*, v. 76, n. 9, p. 1725-1738, 2020.

LUCENA, L. C.; OLIVEIRA, I. C. G. O transtorno de espectro autista e as experiências narrativas de mulheres no Instagram. *Interface* – Comunicação, Saúde, Educação, v. 27, p. e220305, 2023.

MACHADO, M. Camuflagem no autismo feminino: o silêncio por trás de um comportamento invisível. *O Liberal*, 21 de outubro de 2024. Disponível em: https://liberal.com.br/mais/bem-estar/camuflagem-no-autismo-feminino-o-silencio-por-tras-de-um-comportamento-invisivel-2270511/. Acesso em: 3 set. 2025.

MANSELL, W.; MORAN, P. The paradox of social masking: coping and exhaustion in autistic individuals. *Clinical Psychology Review*, v. 85, p. 102017, 2021.

MENDONÇA, S.; SILVA, S. S. *Autismo no feminino*: a voz da mulher autista. Belo Horizonte: Mundo Asperger, 2022.

PELOSI, A. J. *et al.* Autistic burnout: understanding the impact of chronic masking. *Journal of Autism and Developmental Disorders*, v. 49, n. 3, p. 987-995, 2019.

PRICE, D. *Autismo sem máscara*: uma jornada de descoberta e aceitação. Trad. Cássia Zanon. São Paulo: nVersos Editora, 2024.

SIMONE, R. *Aspergirls*: empowering females with Asperger Syndrome. London: Jessica Kingsley Publishers, 2010.

THRONUS MEDICAL. *Síndrome de burnout no contexto do autismo*. 2024.

WOOD, R.; GARFINKEL, S. N. Emotional consequences of social masking in autistic adults: A qualitative study. *Autism in Adulthood*, v. 3, n. 1, p. 35-42, 2021.

CAPÍTULO 05

Além do rótulo

O TDAH como janela para compreendermos o cérebro, o comportamento e a sociedade

O TDAH é um transtorno neurobiológico real, marcado por disfunções no córtex pré-frontal que afetam atenção, controle emocional e planejamento. Vai além da agitação: impacta vidas, relações e aprendizado. Com diagnóstico clínico e tratamento multidisciplinar, é possível transformar o ciclo de prejuízos em oportunidades de desenvolvimento.

Raphael Rangel

RAPHAEL RANGEL

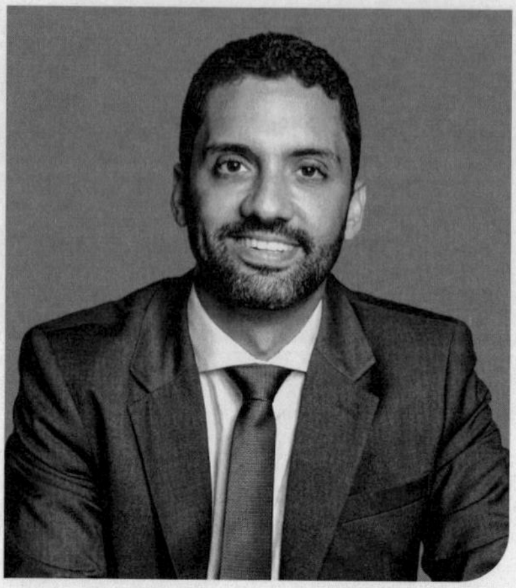

Médico, neuropediatra, mestre em Neurociência pela Universidade Estadual de Campinas (Unicamp). Especialista em Transtornos do Neurodesenvolvimento. Pediatra e neuropediatra pela Santa Casa de São Paulo. Neurofisiologista clínico, com ênfase em epilepsia infantil e eletroencefalografia. Autor de *Simplificando o TDAH* e *Identidade*, e coautor do best-seller *Simplificando o autismo: para pais, familiares e profissionais*. Mentor de médicos e terapeutas da saúde mental e educação.

Contatos: Instagram: @dr.raphaelrangel
27 3086 0020
27 3086 0021

Quando falamos de TDAH, não estamos simplesmente nos referindo a um comportamento inquieto ou a uma criança "esquecida". Estamos, na verdade, entrando no terreno mais nobre e sofisticado do cérebro humano: o córtex pré-frontal. Essa região, localizada na parte mais anterior do cérebro, é a última a amadurecer – um processo que se estende do útero até por volta dos 22 anos. Trata-se de um território em constante transformação durante a infância e a adolescência, responsável por capacidades que definem quem somos: planejamento, organização, controle das emoções, memória de trabalho, tomada de decisões e regulação da atenção.

No TDAH, essa área apresenta um funcionamento atípico. E é por isso que crianças com o transtorno demonstram dificuldades tão evidentes em manter o foco, controlar impulsos, sustentar a atenção e se organizar. Essas dificuldades não são fruto de má vontade ou falta de esforço – elas são manifestações concretas de um cérebro que precisa de suporte, compreensão e intervenção adequada.

O cérebro humano opera por meio de impulsos eletroquímicos. A comunicação entre os neurônios é feita por neurotransmissores, como dopamina e noradrenalina. No TDAH, esses neurotransmissores estão em níveis reduzidos nas regiões cerebrais responsáveis pelo controle atencional e comportamental. Isso explica os sintomas mais comuns: hiperatividade, desatenção, impulsividade. Mas o que está em jogo vai muito além desses comportamentos visíveis.

Imagine uma criança com TDAH não diagnosticado ou não tratado. Aos cinco ou seis anos, ela começa a ter dificuldades para acompanhar as aulas, manter-se concentrada, organizar o material escolar. Logo surgem as primeiras críticas, as comparações, os rótulos. Essa criança começa a acreditar que não é capaz. Suas notas caem. A autoestima despenca. Os pais se preocupam, os professores se frustram. E o ciclo se intensifica.

Na adolescência, essa mesma criança já acumula anos de frustrações. É comum que se sinta desmotivada, hostil à escola, ansiosa, insegura. Muitos abandonam os estudos. E, do lado de fora da escola, o mundo nem sempre oferece boas alternativas: há o risco do contato com drogas, da exposição à violência, da entrada em ciclos de depressão e exclusão social.

Na fase adulta, o resultado costuma ser uma menor qualificação profissional, empregos mal-remunerados, maiores taxas de desemprego, instabilidade nos relacionamentos e até mesmo maior risco de envolvimento com o uso de substâncias ou criminalidade. Não é exagero dizer que o TDAH não tratado pode contribuir para a manutenção de ciclos de vulnerabilidade social.

Mas há um ponto de esperança: o TDAH tem tratamento. Um tratamento seguro, eficaz e cada vez mais personalizado.

TDAH: um transtorno real?

Dizer que o TDAH é "modinha" ou "invenção da sociedade moderna" é ignorar mais de dois séculos de literatura médica. Já em 1775, o médico alemão Adam Melchior escreveu sobre crianças distraídas, impulsivas e inquietas. Em 1902, o britânico George Still descreveu com precisão um grupo de crianças com dificuldades de atenção e comportamento – um marco histórico na ciência do TDAH. Décadas depois, em 1937, o médico americano Charles Bradley, ao testar uma substância chamada benzedrina, observou uma surpreendente melhora comportamental e acadêmica em crianças agitadas. Era o embrião da terapia medicamentosa para o TDAH.

Com o tempo, o transtorno foi ganhando reconhecimento científico. Desde 1980, o TDAH passou a constar oficialmente nos manuais diagnósticos da psiquiatria, como o *Manual diagnóstico e estatístico de transtornos mentais* (DSM-5-TR), atualmente em sua quinta edição. E, ao contrário do que muitos pensam, ele não é raro: afeta entre 5% e 13% da população, com variações conforme idade, sexo e contexto social. No Brasil, isso significa milhões de crianças, adolescentes e adultos com uma condição real, validada pela ciência, e que merece atenção.

Diagnóstico: muito além de um rótulo

O diagnóstico do TDAH é clínico. Não depende de exames de imagem ou testes genéticos, embora esses possam ajudar em outras situações. Ele se baseia em uma avaliação cuidadosa da história de vida, do comportamento e dos prejuízos que esses comportamentos causam. Porque, mais do que estar "no mundo da lua" ou ser "muito agitado", o que define o transtorno é o impacto funcional: a dificuldade em aprender, se relacionar, trabalhar, conviver.

Funções executivas: o coração invisível do TDAH

Muito do que vemos no comportamento de quem tem TDAH está relacionado às chamadas funções executivas – habilidades cerebrais que nos permitem controlar a atenção, planejar, regular emoções, lembrar o que estamos fazendo e ajustar nossas ações ao contexto. Elas começam a se desenvolver a partir dos três anos, mas só atingem maturidade plena no início da vida adulta. No TDAH, essas funções estão prejudicadas, especialmente o controle inibitório e a memória de trabalho.

Isso explica por que tantas crianças com TDAH são impulsivas, desorganizadas, esquecidas ou têm dificuldade para cumprir tarefas mais longas. O cérebro delas precisa de treino, suporte e, em muitos casos, medicação para funcionar de maneira mais eficiente.

As bases genéticas e ambientais

O TDAH tem uma base genética sólida. Estudos com famílias e gêmeos mostram uma herdabilidade entre 70% e 80%. Mas essa herança é complexa: envolve muitos genes com pequenos efeitos, interagindo com fatores ambientais. Isso significa que uma criança pode nascer com uma predisposição genética, mas essa predisposição pode ser agravada (ou amenizada) conforme os estímulos que ela recebe – como nutrição, exposição a estresse, apoio familiar e qualidade do sono.

Também por isso, o tratamento do TDAH deve ser multidisciplinar.

O tratamento do TDAH não é simples, mas é profundamente eficaz quando bem conduzido. O TDAH exige uma abordagem de tratamento multifacetada e integrada, chamada de tratamento multimodal. Esse modelo combina:

1. **Psicoeducação**: fundamental para que a criança, os pais, os educadores e os profissionais de saúde compreendam o transtorno, seus sintomas e seu impacto.
2. **Intervenções comportamentais**: especialmente em crianças, a terapia cognitivo-comportamental (TCC) e o treinamento de pais são estratégias de primeira linha. Trabalham autorregulação, organização, controle emocional e habilidades sociais.
3. **Suporte escolar**: adaptações pedagógicas, mediação escolar, avaliação neuropsicopedagógica, estruturação de rotinas e flexibilização de provas e tarefas.
4. **Tratamento medicamentoso**: os psicoestimulantes (metilfenidato e lisdexanfetamina) são considerados o padrão-ouro, com eficácia superior a 70% na redução dos sintomas nucleares.

A eficácia do tratamento é maximizada quando há cooperação entre a família, a escola e a equipe de saúde, com acompanhamento contínuo e ajustes periódicos conforme o desenvolvimento dos pacientes.

Pais e professores desempenham papel essencial no manejo do TDAH. As estratégias devem ser adaptadas à realidade de cada criança:

- **Rotinas claras e previsíveis**: ajudam a reduzir a impulsividade e o estresse.
- **Reforço positivo imediato**: premiações tangíveis e elogios por comportamentos adequados são mais eficazes do que punições.
- **Uso de agendas visuais**: auxiliares visuais ajudam no planejamento e execução de tarefas.
- **Divisão de tarefas em etapas curtas**: facilita a execução e reduz frustrações.
- **Ambiente com poucos estímulos distratores**: fundamental para concentração.
- **Treino de habilidades sociais**: melhora a convivência com pares e a autoestima.

A escola deve ser parceira da família e da equipe de saúde, implementando planos educacionais individualizados (PEI), adaptações curriculares e acompanhamento psicopedagógico.

Os medicamentos mais usados atuam diretamente na dopamina e na noradrenalina, regulando sua concentração nas áreas cerebrais afetadas. Isso melhora a atenção, reduz a impulsividade e estabiliza o humor. Mas os remédios não ensinam habilidades. Eles abrem a porta para que o cérebro consiga aprender. Quem ensina é a família, a escola, os profissionais de saúde.

Por isso, é fundamental que o tratamento seja construído com base em um tripé: **família, escola** e **profissionais da saúde**. Todos precisam se comunicar, entender o transtorno, agir com empatia e conhecimento.

Cuidar de uma criança com TDAH é uma missão exigente, mas profundamente transformadora. Requer paciência, limites claros, escuta ativa, amor incondicional – e também fé. Famílias desestruturadas, com episódios de violência, negligência ou dependência química, funcionam como verdadeiros venenos para o desenvolvimento do cérebro infantil. É preciso proteger nossas crianças do estresse tóxico. É preciso amar com responsabilidade.

Cada criança é uma herança preciosa. Investir nela é investir em um futuro mais justo, mais empático, mais humano.

O TDAH nos obriga a olhar para o ser humano como um todo. A sair do rótulo, do preconceito, do julgamento apressado. Ele nos mostra como o cérebro se desenvolve, como as emoções se regulam, como a atenção se perde – e como ela pode ser resgatada.

Mais do que isso, ele nos convida à ação. A estudar, acolher, tratar e transformar. Porque quando uma criança com TDAH recebe o tratamento certo, ela não apenas melhora – ela floresce. E, ao florescer, transforma sua família, sua escola, sua comunidade.

Que este capítulo não seja apenas uma leitura. Que seja um chamado.

Referências

ASSOCIAÇÃO PSIQUIÁTRICA AMERICANA. *Manual diagnóstico e estatístico de transtornos mentais*. 5. ed. Associação Psiquiátrica Americana; Arlington, VA, EUA: 2013.

LIU, H.; CHEN, X.; HUANG, M. *et al.* Screen time and childhood attention deficit hyperactivity disorder: a meta-analysis. *Rev Environ Health*, 2023.

LUO, Y.; WEIBMAN, D.; HALPERIN, J. M.; LI, X. A review of heterogeneity in Attention Deficit/Hyperactivity Disorder (ADHD). *Front Hum Neurosci*, 2019.

CAPÍTULO 06

Autismo além da infância

O diagnóstico que muda tudo, mesmo depois de adulto

Nem todo autista foi percebido na infância – e isso não torna o diagnóstico menos válido. Este capítulo explora como o reconhecimento do TEA na vida adulta pode transformar a forma como a pessoa se entende, se cuida e se posiciona no mundo. A partir de vivências clínicas e referências científicas, este texto discute *masking*, identidade, pertencimento e a potência de se nomear aquilo que, por muito tempo, foi vivido em silêncio.

Elizangila Leite

ELIZANGILA LEITE

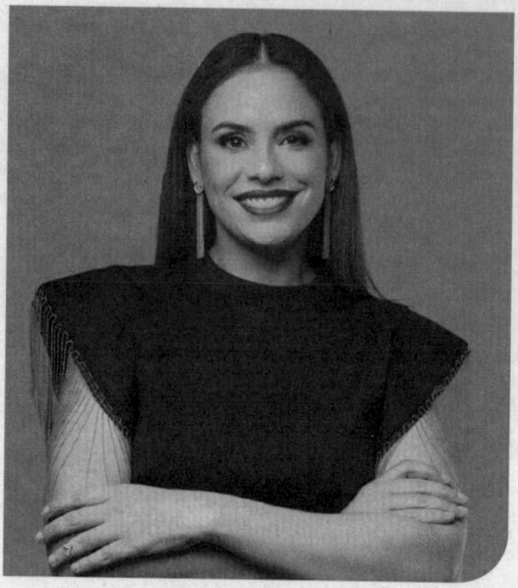

Médica, autista, mestre em Transtornos do Espectro Autista (TEA), com pós-graduações em Psiquiatria, Psiquiatria Infantil e Saúde da Família. Atua exclusivamente on-line, com foco no diagnóstico de autismo e TDAH em adultos, especialmente em mulheres. É palestrante nacional e internacional, autora de artigos científicos, colunista da revista internacional *Your Magazine* e mãe de dois meninos neurodivergentes.

Contatos: eliza.djmh@gmail.com
Instagram: @dra.elizangilaleite

O autismo que ninguém viu na infância

Durante décadas, acreditou-se que o transtorno do espectro autista (TEA) só poderia ser identificado na infância – desde que viesse acompanhado de atraso de fala, isolamento extremo ou comportamentos visivelmente repetitivos. Esse modelo clássico, centrado em meninos brancos com sintomas "flagrantes", tornou-se o filtro pelo qual se buscava (ou deixava de se buscar) o diagnóstico.

Mas nem todo autismo é silencioso.

Muitas meninas – como eu – falaram cedo. Anteciparam marcos de desenvolvimento. Tinham vocabulário amplo, boa memória e um jeito peculiar de brincar: participavam das interações, sim, mas apenas se fossem do "seu jeito". Falavam demais. Questionavam demais. Sentiam demais.

E, por isso, eram sempre demais.

Essas meninas eram vistas como dramáticas, desobedientes, intensas ou difíceis de lidar. Não se encaixavam nos padrões esperados – mas também não pareciam autistas aos olhos de professores, familiares ou até profissionais da saúde. Afinal, elas estavam lá, conversando, rindo, tirando boas notas. Como poderiam ser autistas?

A confusão entre traços autistas e traços de personalidade é comum até hoje. Crianças muito falantes, argumentativas ou cheias de opinião são interpretadas como maduras demais, desafiadoras ou apenas intensas. Mas o que poucos percebem é o esforço contínuo de adaptação, a dor de não ser compreendida e o cansaço de parecer funcional o tempo todo.

Essas crianças crescem.

E muitas delas chegam à vida adulta com um histórico de exclusão velada, baixa autoestima, dificuldades de autorregulação e um sentimento persistente de inadequação. São pessoas que ouviram durante toda a infância que eram "muito inteligentes, mas…", e carregam esse "mas" até hoje sem entender de onde veio.

Hoje, com o avanço das pesquisas e da escuta clínica qualificada, sabemos que o autismo se manifesta de formas muito mais diversas do que os manuais antigos supunham. E que nem toda criança autista é quieta, calada ou introspectiva. Algumas são barulhentas, afetivas, líderes – e mesmo assim, estão no espectro.

O que faltou não foi comportamento. Faltou olhar.

Quando o diagnóstico chega depois dos 30

Receber o diagnóstico de autismo na vida adulta é como reorganizar um quebra-cabeça cujas peças sempre estiveram soltas – encaixadas à força, perdidas ou incompreendidas. Para quem passou décadas tentando se adaptar, mas sem entender por que tudo parecia tão mais difícil, o reconhecimento do TEA não representa apenas uma explicação. Ele é, muitas vezes, o início de uma vida mais honesta consigo mesma.

A literatura científica já nomeia esse fenômeno de **reformulação identitária pós-diagnóstico** (Lewis, 2016; Leedham *et al.*, 2020). Isso é especialmente comum em mulheres que durante anos acumulam diagnósticos parciais, como ansiedade, depressão, transtornos de personalidade ou bipolaridade – nenhuma dessas categorias parecia dar conta da complexidade de seu funcionamento interno. A sensação crônica de inadequação, o esforço contínuo para parecer "normal" e o esgotamento social eram frequentes, mas sem nome.

Quando finalmente o diagnóstico chega – muitas vezes após os 30, 40 ou até os 50 anos – ele não muda o passado, mas transforma radicalmente a forma como ele é interpretado. O que antes era vivido como fracasso passa a ser entendido como neurodivergência. O que parecia preguiça ou fraqueza, revela-se como sobrecarga sensorial. O que era apontado como "exagero", ganha contornos de uma sensibilidade neurológica legítima.

Em consultório, esse momento costuma vir carregado de emoção. Alguns pacientes choram. Outros riem. Muitos dizem: "Agora tudo faz sentido" ou "pensei a vida inteira que havia algo errado comigo". Esse tipo de reconhecimento tem efeito terapêutico imediato, porque valida uma trajetória marcada por esforço não reconhecido.

Estudos apontam que o diagnóstico tardio está diretamente relacionado a um aumento da autocompaixão e a uma reorganização emocional profunda (Leedham *et al.*, 2020; Bargiela; Steward; Mandy, 2016). Mas esse ganho também vem acompanhado de dor: um luto silencioso por tudo o que poderia ter sido diferente – das oportunidades perdidas aos relacionamentos que não se sustentaram. Muitas vezes, há raiva por terapias ineficazes, rótulos errados e anos de silêncio.

Por isso, um diagnóstico bem conduzido não deve ser visto como um rótulo limitante. Pelo contrário, ele pode libertar. Ele oferece explicação, contexto e pertencimento. É, para muitos adultos autistas, o ponto de virada entre sobreviver e, enfim, viver – com compreensão, com nome, e com sentido.

O impacto silencioso do *masking* na vida adulta

Para muitas mulheres autistas, a infância e adolescência são marcadas por um aprendizado não verbal: observar, imitar, se adaptar. Esse processo – chamado *masking* ou camuflagem social – consiste em suprimir traços autistas, imitar comportamentos neurotípicos, forçar contato visual, esconder estereotipias e seguir roteiros sociais ensaiados para parecer "normal" (Hull *et al.*, 2017).

Na vida adulta, o *masking* continua – mas com um custo cada vez mais alto. Por fora, tudo parece funcionar. Por dentro, há exaustão, ansiedade e um sentimento persistente de desconexão. A pessoa sorri no momento certo, participa das conversas, mantém relações funcionais – mas sente que não pertence a lugar nenhum.

Esse esforço constante para se encaixar explica, em parte, a invisibilidade clínica do autismo feminino. O fenótipo do TEA em mulheres é frequentemente distinto do padrão descrito nos manuais, e por isso escapa até mesmo aos olhos treinados dos profissionais de saúde. Não é negligência individual – é um reflexo estrutural de como o autismo foi historicamente descrito e reconhecido (Bargiela; Steward; Mandy, 2016).

Embora o *masking* possa facilitar a inclusão social temporária, ele não elimina as dificuldades – apenas as silencia. Estudos apontam que o uso contínuo da camuflagem está associado a maiores níveis de estresse, sintomas depressivos, ansiedade e ideação suicida (Cassidy *et al.*, 2018; Hull *et al.*, 2017). Não é uma escolha consciente, mas uma resposta adaptativa a um mundo que não acolhe a diferença.

Romper com o *masking* não é simples. Muitas vezes, o diagnóstico é o primeiro momento em que a pessoa percebe o quanto mascarava – e o quanto isso foi normalizado como um jeito de ser socialmente aceitável. A partir daí começa um processo lento e delicado de reaprendizagem emocional: como falar sem roteiros, como expressar desconforto, como reconhecer o próprio corpo sem medo.

Para muitas mulheres, o diagnóstico traz uma permissão inédita: a de existir sem desempenhar. É comum ouvir frases como: "Não sou preguiçosa, só estava exausta", ou "Agora entendo por que tudo era tão difícil". Essa clareza transforma a culpa em compreensão e inicia uma jornada de reconexão consigo mesma.

Há uma frase que frequentemente ecoa entre pacientes diagnosticadas tardiamente e que resume bem esse processo:

"Pela primeira vez, posso existir sem pedir desculpas."

O diagnóstico como reorganização da identidade

Saber-se autista muda tudo – não a essência da pessoa, mas a forma como ela passa a se enxergar, compreender sua história e se posicionar no mundo. O diagnóstico do transtorno do espectro autista, quando feito na vida adulta, atua como uma lente retroativa: reorganiza lembranças, ressignifica experiências e permite a reconstrução de uma identidade até então fragmentada.

Durante anos, muitos adultos autistas tentaram se adaptar a padrões neurotípicos sem saber que estavam usando uma linguagem que não era a sua. Esse esforço constante gera um ruído interno entre o que se é e o que se acredita que deveria ser. O diagnóstico não apaga essa trajetória – mas oferece contexto, linguagem e compreensão. Ele transforma a culpa em explicação. A inadequação em neurodivergência.

A reformulação identitária pós-diagnóstico é um fenômeno recorrente, especialmente em mulheres, que após anos tentando caber em moldes incompatíveis com seu funcionamento neurológico, passam a reconhecer suas reações, padrões e sensibilidades como parte legítima de quem são.

Segundo Catherine Lord (2018), referência internacional na avaliação diagnóstica do TEA, o reconhecimento formal de uma neurodivergência impacta diretamente na forma como o indivíduo regula suas emoções, se comunica e se organiza internamente. Não se trata apenas de uma nova narrativa social – é também uma reorganização neurológica. Saber-se autista reconfigura sinapses emocionais antes dominadas pela autocrítica e pela tentativa incessante de se encaixar.

No consultório, essa transformação costuma emergir nas palavras dos pacientes. Frases como: "Minha história faz sentido agora", "Pensei que eu era o problema", "Não sou errada, só sou diferente" não são exceção. São recorrentes. Porque o diagnóstico, quando feito com escuta atenta e com validação, devolve à pessoa autista o direito de existir sob sua própria lógica. Permite que ela abandone a narrativa da falha e comece, com lucidez e afeto, a escrever a narrativa da autenticidade.

Essa nova identidade não surge de uma vez. Ela se constrói com tempo, paciência e, principalmente, com apoio. Muitos adultos autistas relatam que, após o diagnóstico, precisaram redescobrir quem eram de verdade – sem os filtros que usaram por tantos anos. Alguns se afastam de antigos círculos sociais que exigiam constante desempenho. Outros mudam de profissão, mudam a forma de se relacionar, ou finalmente se permitem descansar.

É também nesse processo que a noção de autoaceitação deixa de ser um conceito abstrato e passa a ser algo vivido no cotidiano: no direito de dizer "não", na liberdade de ficar em silêncio, na recusa em se submeter a situações que causam sobrecarga sensorial ou emocional.

O impacto desse reconhecimento vai além do indivíduo. Ele se estende para as relações familiares, para a criação dos filhos, para o modo como se enxerga o passado e se planeja o futuro. Não raro, mulheres diagnosticadas tardiamente descobrem que seus próprios filhos também são neurodivergentes – e passam a compreender melhor suas necessidades a partir da própria experiência.

Por isso, falar de diagnóstico na vida adulta é falar de recomeço. Não um recomeço idealizado, livre de dor, mas um recomeço real: possível, legítimo, necessário. Saber-se autista reorganiza não apenas memórias e emoções, mas também expectativas. E, sobretudo, devolve um senso de pertencimento que muitos passaram a vida buscando.

Existir de forma inteira

O diagnóstico do autismo na vida adulta não apaga o passado. Ele não reescreve a história – mas muda a forma como ela é lida, sentida e lembrada. Cada dificuldade ganha contorno. Cada crise, um contexto. Cada silêncio, um significado.

Quando esse reconhecimento chega tardiamente, sua potência não diminui – ao contrário, ela se amplifica. Justamente por tudo o que veio antes: as tentativas de se encaixar, as dores sem nome, os erros de interpretação, a solidão profunda de quem sente que está sempre um passo fora do mundo. Nomear o autismo, nesse cenário, é um ato clínico – mas também um ato político, íntimo e transformador.

Não se trata de encaixar alguém em uma nova categoria. Trata-se de devolver linguagem, direção e dignidade a uma trajetória marcada pela tentativa de ser aceita. O diagnóstico não muda quem a pessoa é. Mas permite que ela seja, com mais liberdade e menos justificativas. É uma permissão para baixar a guarda. Para parar de atuar. Para descansar, pela primeira vez, dentro de si.

Para muitas mulheres, esse é o ponto de ruptura com o fingimento – e o início de uma vida mais verdadeira. Não perfeita. Mas legítima. Uma vida onde é possível dizer "não sei", "não aguento", "preciso de silêncio" – e ainda assim merecer estar ali.

Porque no fim das contas, todo esse processo se resume a algo muito simples e imenso: **o direito de existir – sem culpa, sem máscara, sem medo**.

Referências

BARGIELA, S.; STEWARD, R.; MANDY, W. The experiences of late-diagnosed women with autism spectrum conditions. *Journal of Autism and Developmental Disorders*, v. 46, n. 10, p. 3281-3294, 2016.

CASSIDY, S. *et al.* Risk markers for suicidality in autistic adults. *Molecular Autism*, v. 9, n. 1, 2018.

HULL, L. *et al.* "Putting on my best normal": social camouflaging in adults with autism. *Journal of Autism and Developmental Disorders*, v. 47, n. 8, p. 2519-2534, 2017.

LEEDHAM, A. *et al.* 'I was exhausted trying to figure it out': the experiences of adults diagnosed with autism in adulthood. *Autism in Adulthood*, v. 2, n. 1, p. 51-60, 2020.

LEWIS, L. Exploring the experience of self-diagnosis of autism spectrum disorder in adults. *Archives of Psychiatric Nursing*, v. 30, n. 5, p. 575-580, 2016.

LORD, C. *et al.* Autism Spectrum Disorder. In: Geschwind, D. H. *et al.* (Eds.), *Neurodevelopmental Disorders*. Oxford University Press, 2018.

CAPÍTULO 07

Odontologia na neurodiversidade

O transtorno do espectro autista se revela de forma única em cada ser e lar. Estereotipias, hipersensibilidades, medicações e dietas cariogênicas tornam a saúde bucal mais vulnerável, favorecendo problemas como cárie e doenças periodontais. Por isso, é essencial o cuidado contínuo e preventivo da equipe odontológica junto às crianças com TEA.

Anne Caroline Gercina
e Stefany Santana Bispo

ANNE CAROLINE GERCINA

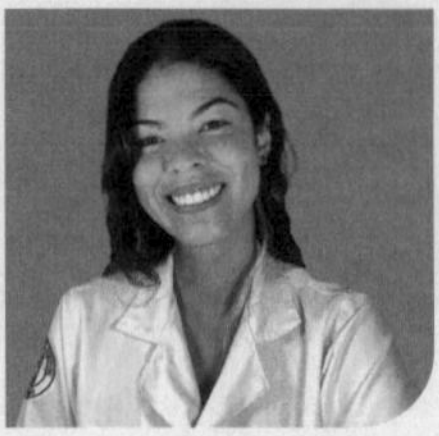

Graduada em Odontologia pela Universidade Federal de Sergipe (UFS) em 2020. Habilitada em Analgesia Relativa ou Sedação Consciente com Óxido Nitroso pelo grupo ADOCI (Guarulhos/SP), em 2021. Especialista em Odontologia para Pacientes com Necessidades Especiais pela Faculdade São Leopoldo Mandic (Campinas/SP), em 2025. Doutora em Farmacologia, Anestesiologia e Terapêutica pela Universidade Estadual de Campinas (Unicamp), em 2024.

Contatos: annegerc@gmail.com
Redes sociais: dra.annegercina
19 98180 2057

STEFANY SANTANA BISPO

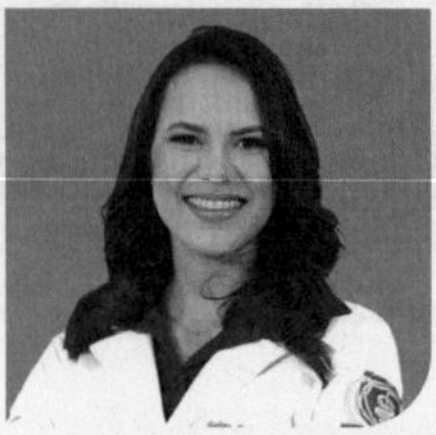

Graduada em Odontologia pela Universidade Federal de Sergipe (UFS) em 2023. Especialista em Odontologia para Pacientes com Necessidades Especiais pela Faculdade São Leopoldo Mandic (Campinas/SP), em 2025. Mestre em Ciências da Saúde pela Universidade Federal de Sergipe (UFS), em 2025. Membro do Centro de Odontologia para Pessoas com Deficiência (COPED) e do Departamento de Odontologia de Lagarto (DOL), em Sergipe. Capacitada em Análise do Comportamento Aplicada (ABA) voltada ao transtorno do espectro do autismo (TEA) para pais, cuidadores e educadores pela Escola de Saúde Pública do Paraná, em 2024. Aperfeiçoada em Cirurgia Oral Menor e Periodontal pelo Centro Integrado de Aperfeiçoamento (CIA-Aracaju/SE), em 2024.

Contatos: bispostefany@hotmail.com
Redes sociais: stefanysbispo
79 99802 5702

Quando é que a odontologia deve se encontrar com o transtorno do espectro autista?

O mais breve possível, de forma precoce e preventiva, com o apoio de profissionais especialistas e capacitados!

Crianças com TEA necessitam de cuidados odontológicos preventivos e terapêuticos específicos. Inicialmente, é comum notar comportamentos ritualísticos, estereotipias, dificuldade de comunicação e inflexibilidade cognitiva em muitas crianças com TEA. Com isso, também é comum observar a presença de comportamentos orais atípicos, como o bruxismo, a automutilação oral e a seletividade alimentar.

Além disso, as crianças com TEA estão mais suscetíveis a problemas bucais, como **lesões de cárie, doença periodontal**, causados principalmente pela dificuldade de remover adequadamente a placa bacteriana, somado à predileção por uma dieta pastosa e rica em açúcares.

O uso de diversas medicações para controlar os sintomas do TEA também pode causar modificações na boca, como **sensação de boca seca, inflamação gengival**, bem como **redução da atividade dos músculos da face**, o que possibilita o acúmulo de alimentos dentro da cavidade oral.

Assim, visando evitar a maioria desses problemas, é importante levar a criança ao dentista especialista o mais cedo possível, pois a introdução precoce ao consultório ajuda a **desenvolver familiaridade com o ambiente odontológico**, que pode ser sensorialmente desafiador para pessoas com TEA. A consulta odontológica preventiva é aquela realizada na fase em que não há nenhum problema de saúde bucal instalado. A prevenção consiste em manter os dentes, sejam eles "de leite" ou permanentes, em um bom estado durante a vida, visando minimizar a necessidade de realizar procedimentos invasivos e complexos nessas crianças. Além disso, nessas consultas regulares, menos estímulos sensoriais são gerados, sendo possível realizar a ambientação, criar vínculo e confiança entre o dentista e a criança.

O consultório odontológico é um ambiente repleto de estímulos sensoriais, como barulhos dos equipamentos, texturas dos materiais, luzes, sabores e cheiros novos. Por isso, há diversos recursos para serem utilizados antes e durante a consulta da criança. A equipe multidisciplinar é indispensável para tornar a ida ao dentista mais tranquila. A psicopedagogia, psicologia e terapia ocupacional contribuem frequentemente com o uso da pedagogia visual pela antecipação com fotos, desenhos e músicas que apresentem os itens e os sons possivelmente encontrados no ambiente odontológico à criança.

O atendimento odontológico a crianças com TEA exige treinamento e diferentes condutas, como técnicas de manejo, dessensibilização, linguagem adequada e um ambiente estrategicamente preparado para esse atendimento. Os dentistas especializados nesse tipo de atendimento podem usar diversos recursos para diminuir a ansiedade e o estresse do ambiente, como o uso de materiais estruturados para facilitar a comunicação com crianças não verbais; e técnicas de antecipação como gravação de vídeos, mostrando o espaço e a tática de dizer-mostrar-fazer com o objetivo de antecipar tudo que será experimentado naquele momento pela criança. Para minimizar o desconforto ocasionado pelos estímulos tão presentes no consultório, podemos lançar mão de abafadores de ruídos, óculos coloridos para evitar a fotofobia e também a sedação mínima durante a realização das intervenções.

Alguns profissionais podem ter uma formação adicional e serem habilitados em **sedação mínima**. A sedação pode ser uma excelente ferramenta, pois diminui a ansiedade da criança e promove um relaxamento muscular, trazendo conforto e maior possibilidade de colaboração, além de ser uma excelente opção para crianças que possuem muita náusea, pois essa técnica tem a capacidade de reduzir os reflexos de vômito.

Buscar um atendimento voltado para o público TEA é fundamental, visto que a dessensibilização geralmente ocorre de forma gradual e cada ida ao consultório odontológico ficará registrada na memória da criança. Construir memórias positivas facilita o desenvolvimento de novas habilidades, e o consultório do dentista passa a ser um local entendido pela criança como parte de sua rotina.

Como cuidar da saúde bucal das crianças com TEA em casa?

1. Utilize uma escova de dentes adequada, preferencialmente com cerdas macias e cabo de fácil manuseio para a criança. Escovas elétricas com vibração suave podem ser uma alternativa eficaz e atrativa, conforme a aceitação individual.
2. Escolha uma pasta fluoretada adequada à idade, com sabor suave e formulação própria para crianças, evitando a ingestão, especialmente nas menores. Recomenda-se o uso de uma quantidade de flúor nos cremes dentais acima de 1.000 ppm (informação que está presente obrigatoriamente no rótulo do produto).
3. Embora muitas crianças não aceitem o uso do fio dental, insira na rotina de forma gradual e lúdica. Fios dentais do tipo "forquilha", utilizados fixos em hastes de plástico, podem facilitar o uso e interesse da criança.
4. Reserve um local limpo, organizado e bem planejado para realizar a higienização da boca.
5. A utilização de painéis sensoriais, desenhos e fotos sequenciais com o passo a passo da escovação pode facilitar a compreensão da criança.
6. Finalize com reforço positivo, que pode ser realizado até mesmo com elogios.

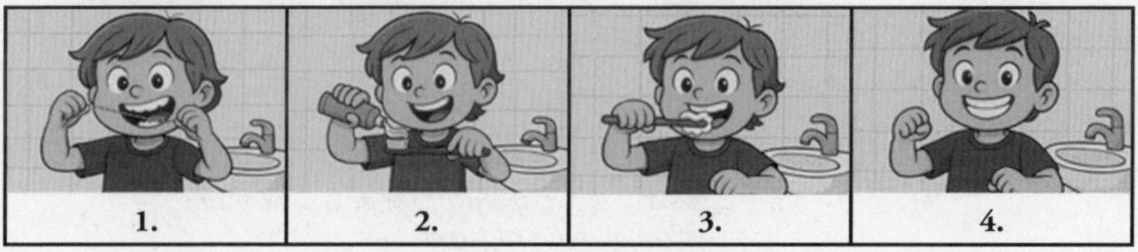

Figura 1 – Sequência de higiene bucal que pode ser seguida rotineiramente.
Fonte: as autoras.

7. Evite oferecer alimentos pegajosos e ricos em açúcares, como balas, doces, sucos artificiais e enlatados.
8. Oferte água durante todo o dia.

Quando consultar o dentista?

Recomenda-se realizar uma consulta odontológica preventiva entre o primeiro e segundo ano de idade. Essas consultas são essenciais para acompanhar o desenvolvimento da criança, adaptá-las ao consultório odontológico e criar um vínculo entre o profissional e o paciente. Um passo importante é a **preparação** da criança previamente à consulta, pois a ida ao dentista exige **antecipação** e **previsibilidade** para construir uma experiência mais tranquila. Para isso, conversar sobre a consulta dias antes usando desenhos, livros infantis e linguagem simples é fundamental. Além disso, apresentar imagens do profissional, do ambiente e de equipamentos mais simples reduz o estresse e a ansiedade.

Criar uma rotina visual com o passo a passo – chegar à clínica, ir até a sala de espera, sentar na cadeira, abrir a boca – pode reduzir a tensão e projetar confiança na criança. O treino dos comandos encontrados no consultório – como deitar, abrir a boca, cuspir, e ainda brincar com máscaras e luvas para antecipar as texturas e evitar surpresas e rupturas bruscas na rotina – também pode ser realizado previamente em casa. Levar um brinquedo favorito, fone com música, mordedores, cobertor ou item sensorial ajuda a regular o estresse e manter a calma. Por fim, escolha um profissional especialista e experiente em atender crianças com TEA, pois estará habilitado a lidar com intercorrências, com crianças não colaborativas, além de ter técnicas de manejo adequado para promover saúde bucal de qualidade.

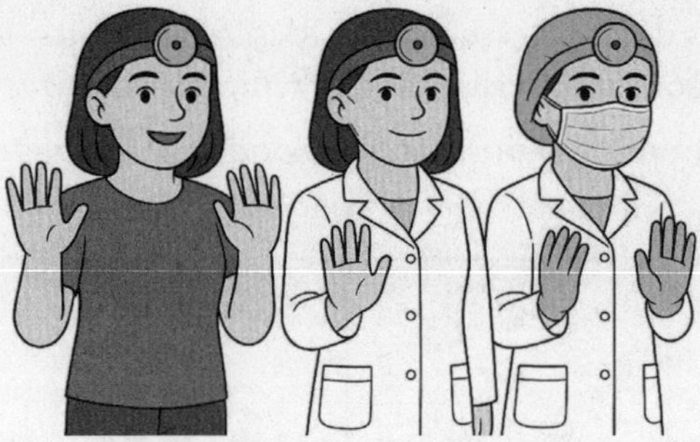

Figura 2 – Sequência sugerida de apresentação de uma dentista na primeira consulta com a criança.
Fonte: as autoras.

Referências

BRASIL. Secretaria de Atenção Primária à Saúde. *Guia de atenção à saúde bucal da pessoa com deficiência*. Departamento de Saúde da Família. Brasília: Ministério da Saúde, 2019.

MAREGA, T. (Org.). *Odontologia especial*. 1. ed. São Paulo: Quintessence, 2018.

SILVA, S. N. *et al.* Oral health status of children and young adults with autism spectrum disorders: systematic review and meta-analysis. *International journal of paediatric dentistry*, v. 27, n. 5, p. 388-398, 2017.

CAPÍTULO 08

O impacto das disfunções de integração sensorial no cotidiano de pessoas neurodivergentes

Pessoas neurodivergentes comumente apresentam dificuldades nas suas atividades cotidianas, necessitando muitas vezes de terapeutas ocupacionais para auxiliá-los, seja por meio da orientação, da adaptação ou da reabilitação, proporcionando um melhor desempenho nas atividades que são significativas para elas. Este capítulo aborda o impacto das disfunções sensoriais no cotidiano desse público.

Brenda Amorim e Larissa Bertagnoni

BRENDA AMORIM

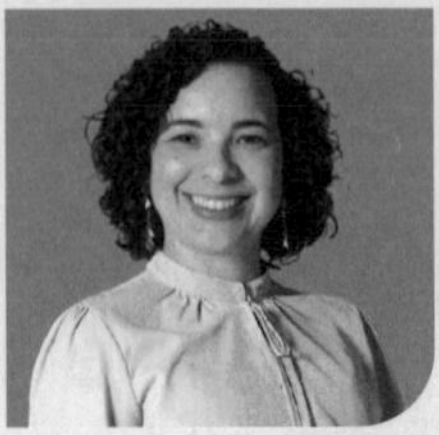

Terapeuta ocupacional, formada pela Universidade Federal de Pernambuco (UFPE), com mais de 15 anos de experiência, mestra pela Universidade Federal de Santa Catarina (UFSC) e certificada na abordagem da Integração Sensorial de Ayres pela CLASI. Tem especialização em Neuropsicologia Clínica, experiência internacional por meio de imersão prática em Integração Sensorial de Ayres, pelo Centro Especializado em ISA (CEIB), em Barcelona; e formação no conceito Bobath. Está se especializando em Desenvolvimento Infantil. Coordenou o setor de terapia ocupacional de uma clínica em excelência no autismo no Brasil, em que trabalhou por alguns anos na prática clínica. Atualmente mora na Itália e realiza supervisão em terapia ocupacional para profissionais e consultoria para famílias, utilizando como base a abordagem de Integração Sensorial de Ayres®.

Contatos: amorimterapiaocupacional@gmail.com
Instagram: @terapeutabrenda
48 99672 0762 (Brasil)
39 351 333 0019 (Itália)

LARISSA BERTAGNONI

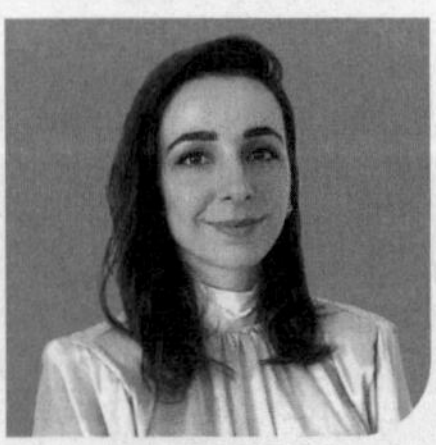

Terapeuta ocupacional pela Universidade de São Paulo (USP), especialista em Terapia Ocupacional Pediátrica, mestre em Ciências da Reabilitação pela Faculdade de Medicina da USP, com certificação internacional em Integração Sensorial de Ayres pela CLASI. Fundadora e diretora clínica do Grupo Larissa Bertagnoni Terapia Ocupacional. Trabalha há 13 anos com crianças e adolescentes neurodivergentes na prática clínica e na supervisão de profissionais e equipes multidisciplinares. Ministra aulas e cursos sobre desenvolvimento infantil e disfunções de integração sensorial.

Contatos: larissa.bertagnoni@lbterapia.com.br
Instagram: @grupolarissabertagnoni
11 98545 6370

Cotidiano e terapia ocupacional

Alimentar-se, vestir-se, tomar banho, realizar higiene pessoal, brincar, ir à escola, trabalhar, dormir, sair com os amigos... esses são exemplos de atividades ocupacionais que realizamos em nosso cotidiano. Ainda que todas essas ações nos sejam tão comuns que as fazemos sem muito pensar a respeito, elas são complexas e cheias de etapas exigentes. Basta sermos acometidos por uma mudança, como um braço quebrado, uma dificuldade emocional ou até mesmo um imprevisto externo ao nosso corpo, que nos vemos perdidos para nos ensaboar no chuveiro, na manutenção de uma alimentação saudável ou chegando atrasados no trabalho.

Com a população neurodivergente muitas vezes é assim. O desempenho das atividades diárias pode ser exigente e dificultoso, por razões diversas, e acabam impactando seu cotidiano. É nesse momento que a intervenção terapêutica ocupacional se faz presente, para auxiliar o indivíduo, por meio das abordagens mais apropriadas, a restabelecer, adaptar ou ensinar habilidades que proporcionem a melhora no desempenho ocupacional.

Segundo Benetton (2010), a terapia ocupacional busca conhecer o cotidiano das pessoas que precisam do seu serviço, atuando nas suas dificuldades, não só ensinando habilidades, mas auxiliando os indivíduos a dar significado ao seu cotidiano.

Quando falamos especificamente das pessoas neurodivergentes, temos como um dos públicos principais as pessoas com o transtorno do espectro autista (TEA). Pesquisas apontam que entre 45% e 96% dos indivíduos diagnosticados com TEA apresentam alterações sensoriais que impactam diretamente seu desempenho ocupacional (Rocha *et al.*, 2019).

Assim, a prática da terapia ocupacional com pessoas neurodivergentes, utilizando como foco a abordagem da Integração Sensorial de Ayres®, objetiva a melhora das disfunções de integração sensorial com vistas a ajudar esses indivíduos a enfrentar os desafios encontrados no seu cotidiano, tanto em casa, quanto na escola e na sua participação social. Ou seja, todo trabalho de reabilitação é realizado para que o sujeito acompanhado ganhe independência e autonomia em suas atividades diárias de interesse e sentido.

Disfunções de integração sensorial e os impactos cotidianos na população apresentada

Jean Ayres, terapeuta ocupacional e neurocientista, foi quem introduziu o termo integração sensorial (IS) ao estudar a relação de problemas comportamentais e de aprendizagem de crianças com problemas de processamento sensorial. Guiada pelas raízes da terapia ocupacional, Ayres desenvolveu esta teoria para explicar possíveis relações entre os processos neurais e o comportamento adaptativo.

De acordo com Ayres (1972), a IS se caracteriza como o processo neurológico que organiza as informações sensoriais recebidas do próprio corpo e do ambiente externo, de forma a promover a exploração adequada do corpo no ambiente. Nesse sentido, Ayres afirma que a maior função dos neurônios é informar tudo sobre o nosso corpo e o ambiente em que estamos inseridos, bem como direcionar nossas ações e pensamentos. Pensando nos neurodivergentes, a prática clínica e os estudos atuais nos mostram que pessoas com TEA, TDAH e altas habilidades possuem dificuldades de integrar as sensações do seu corpo e do ambiente, impactando diretamente no desempenho das suas ocupações, seja na realização das atividades de vida diária, no desempenho escolar, no brincar ou na interação com o outro e com o ambiente que o cerca.

Sabendo disso, como a terapia ocupacional pode ajudar essa população com disfunções sensoriais e prejuízos cotidianos por elas causados?

Quando existe uma desordem na qual a informação sensorial não é integrada ou organizada adequadamente no cérebro acontecem as disfunções de integração sensorial, muito comumente presentes na população neurodivergente. De acordo com Souza e Nunes (2019), em uma revisão de literatura sobre disfunção de integração sensorial (DIS), nesse grupo populacional existem três grandes categorias:

- **Transtornos motores de base sensorial**, que se caracterizam pela dificuldade em usar o corpo de forma eficiente no ambiente, seja por transtorno postural ou por dificuldade de planejamento motor.

- **Transtornos de discriminação sensorial**, que envolvem defasagens em perceber e interpretar qualidade dos estímulos sensoriais, o que provoca uma imprecisão de discriminação e consequente prejuízos na práxis.
- **Transtornos de modulação sensorial**, que envolvem a dificuldade do sistema nervoso de regular a intensidade, duração e frequência da resposta aos estímulos sensoriais, sendo classificados como hiper-reatividade e hiporeatividade.

Por impactarem o desempenho funcional dessa população, as alterações sensoriais são consideradas um dos sintomas centrais do autismo (Hazen *et al.*, 2014; Roberston; Baron-Cohen, 2017), sendo reconhecidas, pela quinta edição do *Manual Diagnóstico e Estatístico de Transtornos Mentais* (*DSM-5*), como um dos critérios diagnósticos do TEA (APA, 2013).

Alguns padrões de DIS descritos na literatura têm sido relacionados com déficits na interação social e nas habilidades de vida diária, estes incluem as alterações de reatividade no tato, gustação e olfato. Também são comumente encontradas alterações na discriminação visual: déficits na capacidade de processar, de forma global, informações visuais estáticas e dinâmicas (Robertson; Baron-Cohen, 2017); alterações na discriminação auditiva: dificuldades em discernir a ordem de estímulos sonoros apresentados sequencialmente, assim como necessidade de mais tempo para processar informações sonoras, incluindo a fala (Brandwein *et al.*, 2015); e problemas posturais e da práxis global com base de disfunção discriminatória (vestibular, tátil, proprioceptivo e visual) (Lim *et al.* 2017).

As disfunções sensoriais conseguem nos mostrar que as dificuldades encontradas nas crianças em registrar, interpretar e usar os estímulos sensoriais de forma adequada impactam no desempenho das suas ocupações na relação com o outro. Ayres associou que alterações relacionadas a práxis estão mais relacionadas a aspectos somatossensoriais e os de modulação, como agitação psicomotora, dificuldade atencional, sono e regulação emocional (Serrano, 2024, p. 61).

Neste contexto, o terapeuta ocupacional deve levar em conta a necessidade de uma avaliação ampla e abrangente, que se valha de testes padronizados com dados normativos e mensuráveis para identificar as DIS e estabelecer metas de tratamento que possam ser acompanhadas pela família e equipe envolvida. Para tanto, a anamnese para levantamento das demandas e dificuldades é a base do processo investigativo, assim como o compilado de testes escolhidos a partir do que foi apresentado pela família. O terapeuta ocupacional é capaz de analisar as atividades que são significativas para criança e para a família e, assim, trabalhar os aspectos sensoriais que estão impactando o seu desempenho, além de outras habilidades motoras e cognitivas que podem estar em defasagem, para que, dessa forma, a criança consiga desempenhar melhor a atividade de vida diária definida enquanto meta do trabalho.

Quando identificada uma disfunção, a intervenção terapêutica em Integração Sensorial de Ayres® objetiva, de forma geral, favorecer o processamento adequado das informações sensoriais, adotando a premissa de que os procedimentos são definidos para alcançar as fundações sensoriais e motoras que ajudam a criança a aprender novas habilidades. A partir do interesse e motivação da criança, o terapeuta ocupacional desenvolve a intervenção em um contexto de brincadeiras, que envolve a seleção das experiências sensoriais, planejada individualmente para cada criança, com desafios calculados de acordo com a necessidade, oferecendo encorajamento, empatia, motivação e que conduzam à organização de seu sistema nervoso.

Afirmando que o objetivo da intervenção em terapia ocupacional sempre está atrelado à execução das atividades de vida diária, a reabilitação proporciona como produto o engajamento e desempenho mais eficientes nas ocupações diárias.

Como a terapia ocupacional pode ajudar em conjunto com a equipe multidisciplinar

Dado o exposto acima, o planejamento terapêutico ocupacional envolverá a reabilitação das DIS encontradas no processo de avaliação em alinhamento com os desafios de aprendizagem e de participação que a criança apresenta. No caso de uma criança neurodivergente com dificuldades nas atividades de vida diária, as metas envolverão a ampliação do repertório de brincadeiras e diminuição de comportamentos repetitivos e/ou estereotipados, a diminuição do desconforto em situações em que o processamento sensorial atípico cause uma desregulação, a participação social, e outras definidas individualmente para que se chegue à execução funcional das atividades diárias significativas.

Para além do contexto da intervenção terapêutica em Integração Sensorial de Ayres®, o terapeuta ocupacional pode desenvolver adaptações e treino para as atividades de vida diária, assim como orientar a família e a equipe que acompanha a criança com estratégias sensoriais para a organização do ambiente e a facilitação do cotidiano a fim de ajudá-la a ter mais qualidade de vida e prontidão para a aprendizagem.

A prescrição de recursos sensoriais deve ser feita pelo terapeuta ocupacional a partir das disfunções e desafios encontrados e visam oferecer mais conforto e organização para que a criança tenha um melhor desempenho cotidiano. Nesse sentido, pode-se indicar:

- Assentos específicos com texturas e/ou posicionamentos determinados.
- Atividades sensório-motoras para regulação do comportamento.
- Talheres, escovas, esponjas de banho e outros utensílios adaptados.
- Potencialização ou diminuição de determinadas texturas, sabores e cheiros, dentre outros.

Todo o exposto até aqui mostra a complexidade da avaliação e reabilitação das dificuldades cotidianas da população neurodivergente. Sendo assim, a associação apontada entre os desafios de vida diária, disfunções de integração sensorial, questões comportamentais, sociais e motoras se relaciona à necessidade de uma equipe de intervenção interdisciplinar integrada.

Referências

AYRES, A. J. *Sensory integration and the child.* Los Angeles: Western Psychological Services, 1972.

BENETTON, J. O encontro do sentido do cotidiano na terapia ocupacional para a construção de significados. *Revista Ceto*, ano 12, n. 12, 2010.

BRANDWEIN, A. *et al.* Neurophysiological indices of atypical auditory processing and multisensory integration are associated with symptom severity in autism. *J Autism Dev Disord*, v. 45, n. 1, p. 230-244, 2015.

BUNDY, A. C.; LANE, S. J.; MURRAY, E. A. *Sensory integration*: theory and practice. Philadelphia: F. A. Davis, 2. Ed. 2020.

HAZEN, E. P. *et al.* Sensory symptoms in autism spectrum disorders. *Harv Rev Psychiatry*. v. 22, n. 2, p. 112-124, 2014. DOI: 10.1097/01.HRP.0000445143.08773.58. Acesso em: 17 jul. 2025.

LIM, Y. H. *et al.* Standing postural control in individuals with autism spectrum disorder: Systematic review and meta-analysis. *J Autism Dev Disd*, v. 47, n. 7, p. 2238-2253, 2017.

ROBERTSON, C.; BARON-COHEN, S. Sensory perception in autism. *Nature Review Neuroscience*, v. 18, p. 671-684, 2017.

ROCHA, G. S. S. Análise da seletividade alimentar de pessoas com transtorno do espectro autista. *Revista Eletrônica Acervo Saúde*. v. 24, e538, 2019. DOI: 10.25248/reas.e538. Acesso em: 17 jul. 2025.

SERRANO, P. *Brincar e integração sensorial nos primeiros anos*: teoria e prática em terapia ocupacional. Lisboa: Papa-letras, 2024.

SOUZA, R. F.; NUNES, D. R. P. Transtornos do processamento sensorial no autismo: algumas considerações. *Revista Educação Especial*, v. 32, 2019.

CAPÍTULO 09

Metadisciplinaridade no autismo

Estratégias de integração entre educação, saúde e família

A metadisciplinaridade propõe uma integração profunda entre educação, saúde e família no cuidado à criança com TEA, superando práticas fragmentadas. A partir da vivência de uma mãe, o capítulo revela os impactos da falta de articulação e apresenta o Método Ser – IDS como referência em escuta, vínculo, singularidade e construção coletiva do cuidado.

Bruna Kerolay da Fonseca Monteiro
e Francielly Vieira Fraga

BRUNA KEROLAY DA FONSECA MONTEIRO

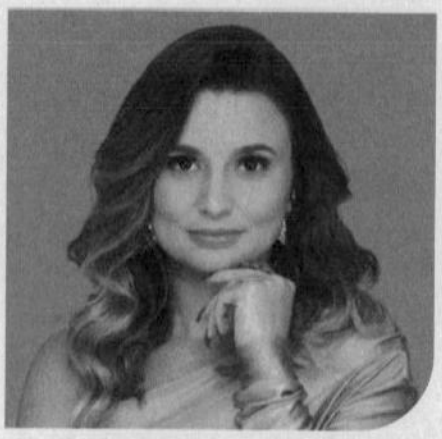

Odontóloga pela Universidade Tiradentes (Unit), tem MBA em Gestão de Clínicas e Consultórios. Especialista em Atendimento Educacional Especializado (AEE), em Inclusão Escolar e Social TEA, em Educação Inclusiva com Ênfase em TEA, especialista em Intervenção ABA aplicada ao Transtorno do Espectro Autista (TEA) e em Altas Habilidades e Superdotação. Conta com Aperfeiçoamento em Cirurgia Oral Menor pela ABO/SE, capacitação internacional em Implantodontia, Bichectomia e Toxina Botulínica pela faculdade São Leopoldo Mandic no Miami Anatomy Research Center (M.A.R.C. Institute). Pós-graduada em Odontologia Hospitalar. Formação em Endodontia. Pós-graduada em Toxina Botulínica e Preenchedores Faciais. É CEO do Instituto do Ser e da Ser UniCuum consultorias.

Contatos: bruna_kerolay@hotmail.com
79 99953 2586

FRANCIELLY VIEIRA FRAGA

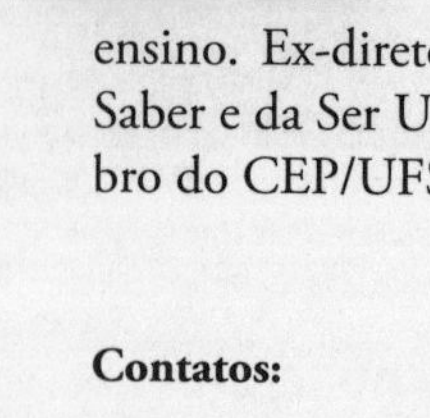

Doutoranda em Propriedade Intelectual (UFS), mestre em Ciências Ambientais, especialista em ABA Aplicada ao TEA, Altas Habilidades e Superdotação, Educação Inclusiva com Ênfase em TEA, Metodologias Ativas e Enfermagem do Trabalho. Enfermeira e bióloga com sólida experiência em neurodivergências e formação de profissionais da saúde e educação. Escritora com publicações na área. Docente de graduação e pós-graduação em diversas instituições de ensino. Ex-diretora de currículo e ensino na Ânima Educação. CEO da Saúde & Saber e da Ser UniCuum Consultorias. Líder de projetos no Instituto do Ser e membro do CEP/UFS.

Contatos: franciellyfraga1@gmail.com
LinkedIn: /francielly-fraga-089355a2/
Instagram: @franciellyfraga
75 99975 5732

"Sou Andrea, mãe do Enzo, um menino incrível que é autista e tem síndrome de Down. Desde cedo, ele passou a frequentar muitas terapias – e eu acreditei que aquilo era o melhor. Mas logo percebi que estávamos afogados em agendas e vazios. A fono falava uma coisa, a terapeuta ocupacional outra, a psicóloga tinha outro foco, e a escola... nem sabia o que estava acontecendo. Cada profissional olhava só o que era 'sua parte'. Ninguém olhava o Enzo como um todo. E eu me via como a única ponte entre eles, tentando explicar cada detalhe, carregando relatórios, buscando fazer com que falassem a mesma língua. Isso cansa. Isso adoece. Só quando encontramos uma equipe integrada, que se escutava, que planejava junto, que respeitava quem o Enzo era por inteiro, foi que começamos a respirar e ver progresso."

Relato de Andrea Fonseca

Andrea é mãe. Mas não apenas isso – é ponte, é elo, é resistência. Em meio a laudos, agendas terapêuticas, compromissos escolares e noites mal dormidas, ela traduz o que muitas outras famílias vivem em silêncio: a solidão diante de uma rede que, embora numerosa, não se comunica. Seu filho tem diagnóstico de transtorno do espectro autista (TEA) e síndrome de Down e, entre o consultório do neuropediatra, a sala do terapeuta, os corredores da escola e a própria casa, ela se vê cruzando universos que deveriam estar conectados, mas que atuam como ilhas.

O que Andrea vive é o reflexo de um sistema ainda fragmentado. A escola tenta ensinar, mas nem sempre compreende. A saúde trata, mas nem sempre escuta. A assistência social acompanha, mas nem sempre sustenta. Todos fazem um pouco, mas ninguém costura o todo. E é nesse espaço vazio que as famílias tentam construir sentido, puxando para si a responsabilidade de integrar vozes que não se olham. O cuidado, então, deixa de ser linha contínua e se transforma em remendos: boas intenções sem articulação, prescrições que não dialogam, expectativas que não se concretizam. E quem paga esse preço é a criança, que tem sua complexidade reduzida a intervenções isoladas.

A metadisciplinaridade surge como resposta a esse cenário – não como moda, mas como urgência. É mais que colaboração entre áreas; é uma nova ética de cuidado. Como defendem Morin (2000) e Santos (2019), a complexidade da vida exige que os saberes não apenas se somem, mas se transformem mutuamente. Esse método desenvolvido pelo Instituto do Ser, portanto, propõe que os campos do conhecimento e da prática profissional se entrelacem profundamente, reconhecendo que "nenhuma ciência é uma ilha" (Morin, 2000).

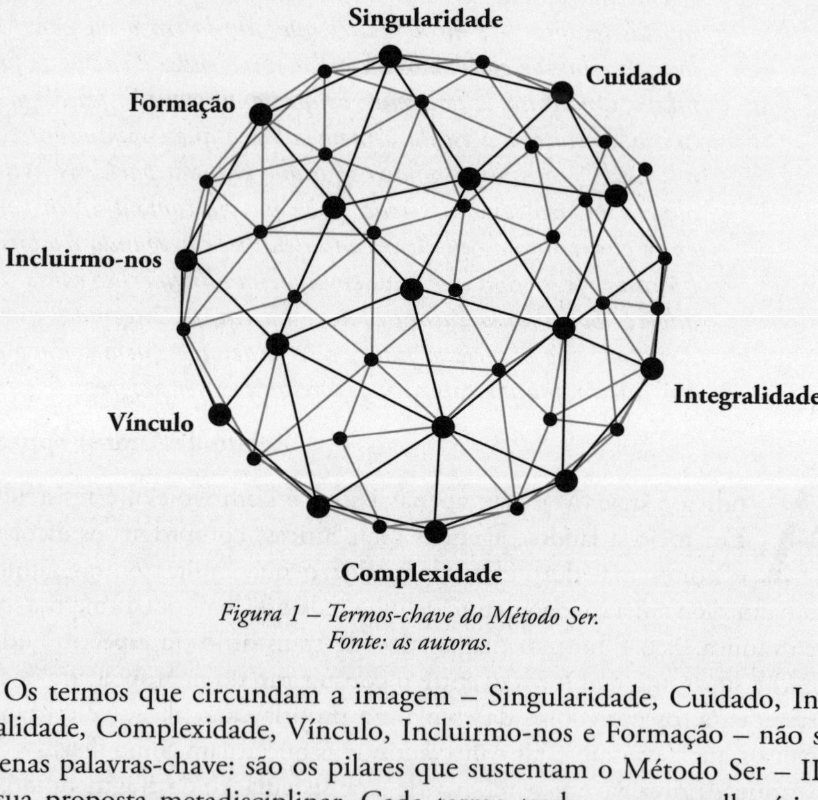

Figura 1 – Termos-chave do Método Ser.
Fonte: as autoras.

Os termos que circundam a imagem – Singularidade, Cuidado, Integralidade, Complexidade, Vínculo, Incluirmo-nos e Formação – não são apenas palavras-chave: são os pilares que sustentam o Método Ser – IDS e sua proposta metadisciplinar. Cada termo traduz uma escolha ética e relacional: reconhecer a criança em sua singularidade, ofertar cuidado com presença, garantir a integralidade dos olhares, alterar ou excluir a ótica de patologia para abraçar a complexidade sem reducionismos, cultivar vínculos potentes, implicar-se no processo de forma coletiva e manter a formação contínua como prática viva. A imagem representa uma rede orgânica e entrelaçada de saberes e afetos – em que não há centro fixo, mas conexões que se retroalimentam. É esse tecido que permite que o cuidado se desenhe como trajetória compartilhada, e não como uma sequência de ações isoladas.

Na prática, isso significa sair da lógica do encaminhamento para a lógica da presença. Significa que a escola não espera que o terapeuta "resolva" o comportamento, mas participa da construção de estratégias. Que o psicólogo não atua apenas no *setting* terapêutico, mas entende o impacto da sobrecarga familiar no progresso da criança. Que o médico não prescreve sem saber das condições reais daquela casa e das discussões em conjunto com os terapeutas que já tiveram trocas com aquele ser. E que todos, absolutamente todos, olham para a família não como um apêndice do processo, mas como seu núcleo pulsante. Como alerta a ONU (2024), o cuidado integral das pessoas com deficiência deve ser centrado na pessoa e em sua rede de apoio, de forma articulada entre setores.

É nesse ponto que a escuta se torna ferramenta de cuidado. Escutar uma mãe cansada que não consegue mais manter cinco terapias por semana. Escutar um pai que não entende o laudo, mas sabe dizer exatamente quando o filho está em crise. Escutar os irmãos que sentem ciúmes, culpa, medo. Escutar o que não está nos papéis, mas que aparece nos olhos e nas entrelinhas. A escuta ativa é um dos pilares para a humanização do cuidado, como bem sistematiza Ayres (2004) ao destacar a importância de se compreender o sujeito em sua integralidade e contexto.

A metadisciplinaridade propõe também uma nova forma de pensar os espaços. A escola deixa de ser apenas o lugar do currículo e passa a ser espaço de convivência, de afeto, de observação sensível. Os consultórios se tornam mais abertos à linguagem pedagógica. Os equipamentos públicos se reconfiguram para atender com continuidade. Não há fronteiras rígidas: há circulação, há diálogo, há reconhecimento de que os saberes se completam. E, mais do que isso, de que a ausência de articulação também é uma forma de negligência (Brasil, 2015).

E se essa mudança parece utópica, basta olhar para experiências reais. O Método Ser – IDS é uma dessas possibilidades. Nele, o cuidado é desenhado como trajetória e não como eventos soltos. As metas são compartilhadas, os relatórios são traduzidos em linguagem acessível, a escola participa das reuniões, os profissionais se escutam e se afinam. A criança é acompanhada em todos os contextos e as decisões são tomadas com base em um projeto coletivo. Isso não é perfeição, é compromisso. E ele só é possível quando se abandona o ego profissional para atuar com humildade e propósito.

A tecnologia, nesse processo, não é um fim, mas um meio poderoso. Um grupo de WhatsApp pode ser mais eficaz que três protocolos impressos. Um prontuário compartilhado evita retrabalho, promove avanços significativos com mais celeridade e permite monitoramento de longo prazo. Reuniões por videoconferência quebram barreiras geográficas. Aplicativos com apoio visual ajudam crianças não verbais a se expressarem. Como afirma Mitchel Resnick (MIT Media Lab), "tecnologias só são transformadoras quando nos ajudam a transformar relações humanas".

Tudo isso exige uma mudança de postura. De todos. Não basta formar a equipe. É preciso transformar cultura e abrir caixas. Reconhecer que há sofrimento invisível nos bastidores do cuidado. Que mães e pais muitas vezes adoecem tentando manter a rede funcionando. Que os profissionais também se frustram ao perceber que seu trabalho se perde quando não há continuidade. Que a criança percebe a falta de sentido, mesmo sem conseguir verbalizá-la. E que é justamente aí que mora a potência: quando se reconhece o inacabado, o frágil, o vulnerável, abre-se espaço para a construção conjunta.

Cuidar de uma criança com TEA, portanto, não é só técnica. É vínculo, é escuta, é respeito, é coerência. É não permitir que os setores se isolem. É formar pontes firmes e sustentáveis. É compreender que desenvolvimento não é linha reta e que cada avanço – por menor que pareça – tem valor imenso quando é sustentado por múltiplos olhares que se respeitam e trocam. E, acima de tudo, é não deixar que nenhuma família enfrente esse percurso sozinha.

A metadisciplinaridade não é um luxo acadêmico. É sobrevivência. É o único caminho possível quando se quer garantir dignidade, direitos e esperança a quem vive o autismo no cotidiano. Porque nenhuma criança é metade. E todo cuidado deve ser inteiro – como o amor de Andrea.

Referências

AYRES, J. R. C. M. *Cuidado e reconstrução das práticas de saúde*. Botucatu: Interface, v. 8, n. 14, p. 73-92, 2004.

BRASIL. Ministério da Saúde. *Política Nacional de Saúde da Pessoa com Deficiência*, 2015.

MORIN, E. *Os sete saberes necessários à educação do futuro*. São Paulo: Cortez, 2000.

ONU – ORGANIZAÇÃO DAS NAÇÕES UNIDAS. Disability and Development Report 2024: accelerating the realization of the Sustainable Development Goals by, for and with persons with disabilities. Nova Iorque: United Nations, 2024.

SANTOS, B. de S. *O fim do império cognitivo*: a afirmação das epistemologias do sul. São Paulo: Autêntica, 2019.

CAPÍTULO 10

Mapa de Partida

Uma ferramenta para diagnóstico e estímulo da comunicação infantil

Ferramenta prática inspirada nos instrumentos de avaliação e de intervenção precoce no desenvolvimento infantil Portage e Denver, o Mapa de Partida identifica a idade de comunicação da criança e direciona estímulos individuais. Utilizado no Programa Filho que Fala, promove desenvolvimento infantil com base em evidências e observações familiares estruturadas.

Camila Koszka

CAMILA KOSZKA

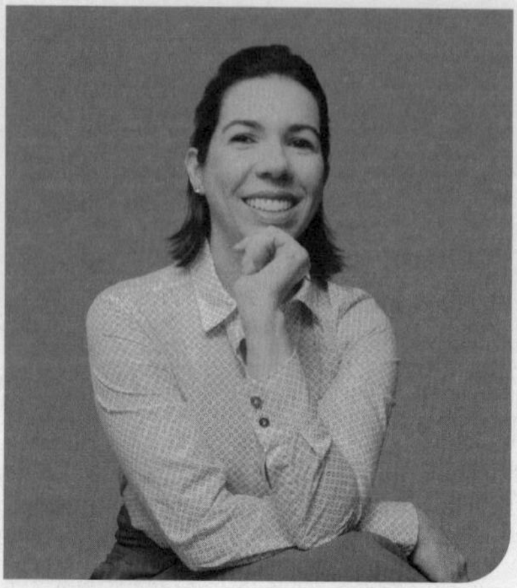

Fonoaudióloga pela PUC-Campinas (2005), com formação em Denver e ABA naturalista e mais de 18 anos de experiência clínica, guiando pais e pacientes neurotípicos e neuroatípicos nos transtornos fonológicos e desenvolvimento da fala e linguagem. Pós-graduada em Gestão de Negócios em Saúde (FGV, 2016) e Voz (PUC-SP, 2012). Mãe, proprietária da Clínica Espaço da Fala e sócia-proprietária da clínica CRIAR Pediatria. Idealizadora do programa on-line "Filho que Fala", no qual ensina pais e mães a se tornarem protagonistas da comunicação de suas crianças, estimulando diariamente a fala dos pequenos com método, gentileza e diversão.

Contatos: www.camilakoszka.com.br
Instagram: @camilakoszka.fono
11 97543 3779

Todo método eficaz começa com uma boa escuta. O Mapa de Partida escuta o que a criança ainda não consegue dizer.

Camila Koszka

O Mapa de Partida é uma ferramenta original, prática e baseada em evidências, elaborada com o objetivo de avaliar com precisão o desenvolvimento comunicativo de crianças pequenas. Sua concepção surgiu a partir da vivência clínica e da análise crítica de duas ferramentas reconhecidas internacionalmente: o Inventário Portage e o Checklist de Denver II. Embora não se trate de uma adaptação literal, a proposta dialoga diretamente com os princípios e critérios apresentados nesses instrumentos.

O Inventário Portage Operacionalizado (Sameroff *et al.*, 1987) oferece um extenso panorama do desenvolvimento infantil, incluindo habilidades motoras, cognitivas, sociais e de linguagem. Já o Denver II (Frankenburg *et al.*, 1990), bastante usado como triagem, também contempla múltiplas áreas de desenvolvimento, incluindo marcos importantes para a linguagem expressiva e receptiva.

Além dessas referências, o livro *Me ajuda a falar?*, de Mayra Gaiato, e o *Intervenção precoce em crianças com autismo*, de Sally Rogers e Geraldine Dawson, contribuíram para reforçar a importância da detecção precoce e da intervenção direcionada nas dificuldades comunicativas.

Objetivo e estrutura do Mapa de Partida

O objetivo central do Mapa de Partida é identificar a idade comunicativa da criança, ou seja, a etapa do desenvolvimento da linguagem em que ela realmente se encontra. Diferentemente da idade cronológica, essa faixa comunicativa permite entender quais habilidades a criança já domina de forma espontânea e quais ainda precisam ser estimuladas.

A estrutura da ferramenta é organizada em uma planilha com habilidades comunicativas divididas por faixa etária, de zero a cinco anos. Cada habilidade está associada a comportamentos observáveis e recorrentes. É importante frisar que somente comportamentos frequentes e espontâneos são marcados – habilidades que ocorrem apenas esporadicamente ou mediante imitação não devem ser consideradas como adquiridas.

Funcionamento e interpretação

O preenchimento do Mapa é feito pelos responsáveis pela criança, geralmente as mães, a partir de uma observação criteriosa do cotidiano. A planilha contém fórmulas automáticas que, ao serem preenchidas, geram a idade comunicativa da criança com base na proporção de habilidades marcadas. Considera-se como adquirida uma faixa etária em que a criança realiza pelo menos 60% das habilidades listadas.

Esse processo também pode ser feito manualmente, desde que respeitado esse critério percentual. A ferramenta serve tanto como ponto de partida para intervenções quanto como marcador de progresso, já que pode ser reaplicada ao longo do tempo.

Faixa etária	Desenvolvimento esperado da fala e comunicação
0 – 6 meses	Reage a sons; vocaliza vogais; sorri socialmente; expressa desconforto.
7 – 12 meses	Imita sons; usa gestos como "tchau"; responde ao nome; balbucia sequências como "mamama".
13 – 18 meses	Fala três a dez palavras; aponta para objetos de interesse; entende comandos simples.
19 – 24 meses	Usa frases de duas palavras; vocabulário com cerca de 50 palavras; faz perguntas simples.
25 – 36 meses	Fala com clareza crescente; usa frases de três ou mais palavras; narra ações cotidianas.
37 – 48 meses	Relata experiências; faz perguntas complexas; conversa com intenção; usa pronomes corretamente.
49 – 60 meses	Usa tempos verbais; conta histórias simples; linguagem semelhante à de adultos.

Quadro 1 – Desenvolvimento esperado da fala por faixa etária.
Fonte: a autora.

Aplicação no Programa Filho que Fala

O Mapa de Partida é parte fundamental do Programa Filho que Fala. Embora o programa seja oferecido em grupo, cada família trabalha de forma individualizada a partir do perfil de sua própria criança. Após o preenchimento do Mapa, a equipe orienta os pais sobre quais atividades devem ser realizadas conforme a idade comunicativa identificada. O Programa Filho que Fala é um curso on-line que desenvolvi com metodologia autoral e um olhar integral para a criança. Com pequenas mudanças na rotina, novos hábitos e estímulos diários, ele favorece o desenvolvimento da fala e de outras habilidades importantes de forma leve, prática e cheia de afeto.

Essa abordagem personalizada tem demonstrado excelentes resultados. Em muitos casos, após algumas semanas de aplicação direcionada, as crianças apresentam avanços expressivos em sua comunicação, como aumento no vocabulário, melhora no contato visual, uso de gestos e maior iniciativa comunicativa.

Resultados e impacto emocional

O impacto da aplicação do Mapa de Partida vai além dos resultados objetivos. Muitos pais relatam um "choque de realidade" ao perceberem que a comunicação de seus filhos não está compatível com a idade cronológica. No entanto, esse impacto emocional rapidamente se transforma em motivação, pois o Mapa também mostra o caminho claro para a estimulação efetiva.

Em vez de ficarem presos ao "achismo" ou à espera passiva, os responsáveis passam a atuar de forma consciente e estratégica. A cada nova aplicação do Mapa, é possível observar os avanços da criança e ajustar os estímulos conforme sua evolução.

Contribuições para profissionais da infância

O Mapa de Partida pode ser amplamente utilizado por fonoaudiólogos, psicopedagogos, terapeutas ocupacionais, professores e demais profissionais da área da infância. Serve como instrumento de triagem, como ponto de partida para planos terapêuticos, ou ainda como material para formar parcerias efetivas com os familiares.

Por ser simples, acessível e baseado em critérios objetivos, pode ser facilmente replicado em diferentes contextos, inclusive escolares, ambulatoriais e domiciliares.

Considerações finais

O Mapa de Partida se destaca como uma proposta inovadora, prática e eficaz para o diagnóstico e estimulação da comunicação infantil. Ao unir evidência teórica com aplicação simples e impacto real, essa ferramenta tem o potencial de transformar a maneira como famílias e profissionais lidam com os atrasos na linguagem.

Mais do que identificar atrasos, o Mapa de Partida aponta caminhos. E, ao empoderar quem cuida, contribui para que cada criança tenha a oportunidade de alcançar todo o seu potencial comunicativo.

Para acessar o Mapa de Partida, escaneie o QR Code. Esta é uma versão simplificada, pensada para facilitar o uso por qualquer família. Ela permite identificar o nível atual da comunicação da criança e acompanhar a evolução com o Programa Filho que Fala. A versão completa é utilizada nos atendimentos de consultório e no curso on-line Programa *Filho que Fala*.

Mapa de Partida.
Versão simplificada.

Referências

FRANKENBURG, W. K.; DODDS, J.; ARCHER, P. *Denver II*: teste de triagem do desenvolvimento. Denver: Denver Developmental Materials Inc., 1990.

GAIATO, M. *Me ajuda a falar?* Guia especializado para desenvolver as habilidades verbais em crianças com atrasos. São Paulo: Editora nVersos, 2021.

ROGERS, S. J.; DAWSON, G. *Intervenção precoce em crianças com autismo*: Modelo Denver para a promoção da linguagem, da aprendizagem e da socialização. Lisboa: LIDEL, 2010.

SAMEROFF, A. J. *et al. Inventário Portage Operacionalizado*: manual de aplicação. Porto Alegre: Artes Médicas, 1987.

WILLIAMS, L. C. A.; AIELLO, A. L. R. *Manual do Inventário Portage Operacionalizado*: avaliação do desenvolvimento de crianças de 0-6 anos. Curitiba: Juruá, 2014.

CAPÍTULO 11

Intervenções psicomotoras para o desenvolvimento de competências em crianças autistas

Este capítulo discute a intervenção psicomotora que visa promover habilidades motoras, cognitivas e sociais, contribuindo significativamente para a melhora na qualidade de vida das crianças autistas. A revisão bibliográfica evidencia os benefícios da psicomotricidade na capacitação de competências essenciais. Conclui-se que a abordagem psicomotora é fundamental para promover o desenvolvimento global de crianças com TEA.

Cristiane de Oliveira Vieira Souza

CRISTIANE DE OLIVEIRA VIEIRA SOUZA

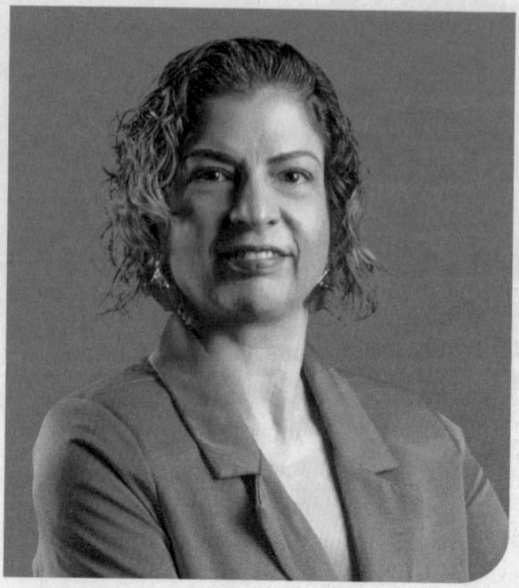

Especialista em Psicopedagogia (2001), em Psicomotricidade (2015), em Neuropsicologia (2022), em Neurociência e Afeto (2023), em Neurociência Aplicada à Educação e Aprendizagem (2023), doutora em Ciências da Educação (2021), diretora-fundadora do Centro Multidisciplinar Resolução-DF, consultora educacional inclusiva, docente de graduação e pós-graduação.

Contatos: ppcristianesouza@gmail.com
Instagram: @cristianeosouza
61 97400 6653

Introdução

O transtorno do espectro autista (TEA) apresenta-se como um conjunto de condições caracterizadas por dificuldades na comunicação, na interação social e em padrões de comportamento restritos e repetitivos (APA, 2013). O seu diagnóstico precoce e as intervenções adequadas são essenciais para promover o potencial de desenvolvimento dessas crianças (Luna *et al.*, 2018).

A psicomotricidade, enquanto área de intervenção que integra aspectos motores, cognitivos, emocionais e sociais, tem se mostrado uma estratégia eficaz no tratamento de crianças com TEA (Coutinho, 2019). Por meio de atividades lúdicas, corporais e expressivas, busca-se promover o desenvolvimento de habilidades essenciais e melhorar aspectos comportamentais e funcionais.

Este capítulo tem como objetivo analisar a importância da psicomotricidade no desenvolvimento de crianças com TEA, destacando seus benefícios e perspectivas de atuação.

Segundo a Organização Mundial da Saúde (OMS, 2020), o TEA é um transtorno neurológico do desenvolvimento, caracterizado por déficits na comunicação social e por comportamentos repetitivos. Sua prevalência tem aumentado nas últimas décadas, estimando-se que afeta uma a cada 54 crianças (CDC, 2020).

As manifestações variam de acordo com o espectro, podendo incluir dificuldades na linguagem, problemas sensoriais e comportamentais, além de desafios na socialização (Lord *et al.*, 2018).

Psicomotricidade e o desenvolvimento infantil

A psicomotricidade parte do princípio de que corpo e mente estão interligados, promovendo o desenvolvimento integral do indivíduo (Montagner; Scheneider, 2016). Envolve atividades que estimulam o movimento, a percepção, a expressão e o controle corporal, fortalecendo habilidades motoras grossas e finas, além de aspectos emocionais e cognitivos.

Segundo Pires (2017), a intervenção psicomotora é eficaz no desenvolvimento de autonomia, autoimagem e regulação emocional, elementos fundamentais na inclusão social de crianças com TEA.

A psicomotricidade é uma abordagem que integra aspectos físicos, emocionais, cognitivos e sociais do desenvolvimento infantil, destacando a importância do movimento como ferramenta fundamental para o desenvolvimento global da criança. Essa disciplina reconhece que o corpo e a mente estão intrinsecamente conectados, e que as ações motoras influenciam diretamente o equilíbrio emocional, a autoestima e as habilidades sociais das crianças.

Durante os primeiros anos de vida, o desenvolvimento psicomotor é uma fase crucial, pois é nesse período que a criança conquista habilidades essenciais, como coordenação motora grossa e fina, noções de espaço, lateralidade e percepção corporal. Essas habilidades são fundamentais para o aprendizado de atividades do dia a dia, como escrever, correr, saltar e manipular objetos, além de favorecerem o desenvolvimento cognitivo e afetivo.

A estimulação adequada por meio de atividades motoras proporciona benefícios diversos, incluindo o fortalecimento muscular, o aprimoramento do equilíbrio, a melhora na postura e o estímulo à criatividade. Além disso, a psicomotricidade contribui para o desenvolvimento da autonomia, da concentração e do controle emocional, aspectos essenciais para o sucesso escolar e para uma convivência social saudável.

É importante que profissionais, familiares e cuidadores estejam atentos às fases de desenvolvimento e às possíveis dificuldades motoras ou emocionais, buscando apoio de um psicomotricista quando necessário. O estímulo precoce e adequado às necessidades de cada criança favorece não só seu crescimento físico, mas também seu desenvolvimento emocional e social, promovendo uma vida plena e equilibrada.

A psicomotricidade desempenha um papel vital na formação de indivíduos saudáveis, capazes de explorar o mundo com confiança e autonomia. Investir na promoção de atividades psicomotoras desde a infância é investir em um futuro mais harmonioso e resiliente para as novas gerações.

Benefícios da psicomotricidade para crianças com TEA

A psicomotricidade oferece uma série de benefícios importantes para crianças autistas, contribuindo de maneira significativa para seu desenvolvimento integral. Aqui estão alguns dos principais benefícios:

- **Melhora na coordenação motora**: crianças autistas frequentemente apresentam dificuldades na coordenação motora grossa e fina. A psicomotricidade auxilia na reestruturação e fortalecimento dessas habilidades, promovendo maior autonomia nas atividades diárias.
- **Estímulo ao desenvolvimento emocional**: as sessões de psicomotricidade proporcionam um ambiente seguro onde a criança pode explorar seus movimentos e emoções. Isso ajuda no reconhecimento e na expressão emocional, reduzindo possíveis episódios de ansiedade ou frustração.
- **Aumento na autoestima e autonomia**: ao alcançar pequenas metas motoras, a criança se sente mais confiante e motivada, o que favorece a construção da autonomia e da autoestima.
- **Melhora na comunicação e na socialização**: as atividades psicomotoras costumam envolver interação com outros colegas ou profissionais, estimulando habilidades sociais, como a cooperação, o compartilhamento e a comunicação não verbal.
- **Sensibilização e percepção corporal**: crianças autistas podem apresentar dificuldades na percepção do próprio corpo e do espaço ao seu redor. A psicomotricidade promove a consciência corporal, essencial para a integração sensorial e para o controle motor.
- **Redução de comportamentos repetitivos e dificuldades de atenção**: a prática regular de atividades psicomotoras pode ajudar na regulação sensorial, contribuindo para a diminuição de comportamentos autoestimuladores e promovendo maior concentração e atenção.
- **Estímulo à criatividade e ao brincar livre**: atividades lúdicas e criativas incentivam a expressão espontânea e o prazer pelo movimento, elementos essenciais para o bem-estar psicoemocional da criança.

A psicomotricidade é uma ferramenta valiosa para promover o desenvolvimento de crianças autistas, oferecendo um espaço de crescimento motor, emocional, social e sensorial. Uma abordagem interdisciplinar, aliada à atuação de profissionais especializados, potencializa esses benefícios e favorece uma maior qualidade de vida para as crianças e suas famílias.

Considerações finais

A intervenção psicomotora desempenha um papel fundamental no desenvolvimento das crianças com transtorno do espectro autista (TEA). Seus benefícios vão além do aprimoramento das habilidades motoras, abrangendo aspectos cognitivos, emocionais e sociais, essenciais para a promoção da inclusão e da qualidade de vida dessas crianças. A abordagem multidisciplinar, com ênfase na psicomotricidade, possibilita uma atuação mais integral e eficaz, contribuindo para o fortalecimento das potencialidades do espectro autista. Portanto, investir em práticas psicomotoras precoces e integradas é uma estratégia indispensável para promover o desenvolvimento global de crianças com TEA e facilitar sua inserção social.

Referências

AMERICAN PSYCHIATRIC ASSOCIATION. (APA). *Diagnostic and statistical manual of mental disorders*. 5 ed. Arlington, VA: American Psychiatric Publishing, 2013.

CDC. *Autism Spectrum Disorder (ASD)*. Centers for Disease Control and Prevention, 2020. Disponível em: https://www.cdc.gov/autism/index.html.

COUTINHO, G. A importância da psicomotricidade no desenvolvimento de crianças com TEA. *Revista Brasileira de Psicopedagogia*, v. 36, n. 4, p. 563-575, 2019.

FERNANDES, L.; CARVALHO, M. Estímulos à linguagem por meio da expressão corporal em crianças com TEA. *Revista de Psicologia Contemporânea*, v. 25, n. 2, p. 134-148, 2019.

LORD, C. *et al.* Autism spectrum disorder. *Lancet*, Londres, v. 392, p. 508-520, 2018.

LUNA, M. *et al.* Intervenções precoces em crianças com TEA: uma revisão integrativa. *Revista de Neuropsicologia*, v. 12, n. 3, p. 56-64, 2018.

MARTINS, P. Regulação emocional e comportamentos repetitivos em crianças com TEA: o papel da intervenção psicomotora. *Revista de Psicologia da Infância e Juventude*, v. 4, n. 1, p. 89-102, 2018.

MONTAGNER, A.; SCHNEIDER, F. *Psicomotricidade e desenvolvimento infantil*. São Paulo: Cortez, 2016.

OLIVEIRA, R. *et al.* Socialização e empatia em crianças com TEA após intervenção psicomotora. *Revista Brasileira de Terapias Cognitivas*, v. 17, n. 2, p. 223-238, 2021.

ORGANIZAÇÃO MUNDIAL DA SAÚDE (OMS). *Autism spectrum disorders*. WHO Fact Sheet, 2020. Disponível em: https://www.who.int/news-room/fact-sheets/detail/autism-spectrum-disorders.

PIRES, T. Psicomotricidade e inclusão social. *Revista Educação, Sociedade & Culturas*, v. 54, p. 45-60, 2017.

SILVA, J. *et al.* Impacto da intervenção psicomotora nas habilidades motoras de crianças com TEA. *Revista de Terapias Alternativas*, v. 12, n. 1, p. 33-41, 2020.

CAPÍTULO 12

Inclusão no ambiente escolar

A história da educação inclusiva revela uma trajetória marcada por exclusão, segregação e avanços rumo à inclusão. Atualmente, busca-se construir uma escola que valorize e celebre a diversidade humana, garantindo acesso, permanência, participação e aprendizagem de todos, com respeito às diferenças, equidade, acolhimento, empatia, compromisso ético, responsabilidade social e justiça educacional.

Edilma Melo e Martinelli Marques

EDILMA MELO

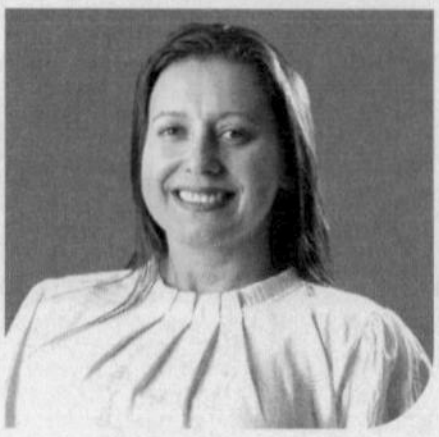

Graduada em História, graduanda em Psicopedagogia, especialista em Psicopedagogia Institucional, Clínica e Hospitalar, Neurociências Aplicada à Educação, Transtorno do Espectro Autista (TEA), Habilidades Socioemocionais, Neuropsicomotricidade, Transtorno do Espectro Autista na Adolescência e na Vida Adulta, Neuropsicopedagogia, Transtornos do Neurodesenvolvimento III TND. Graduanda em Treinamento em Habilidades Sociais (THS), mestranda em Coaching e Liderança, coautora dos livros: *Educação socioemocional: memória afetiva, acolhimento e escuta* e *Competência socioemocional: apontando para o futuro*.

Contatos: edilmamelo29@gmail.com
Instagram: @edilmamelobr
Facebook: Edilma Melo
71 98820 9259

MARTINELLI MARQUES

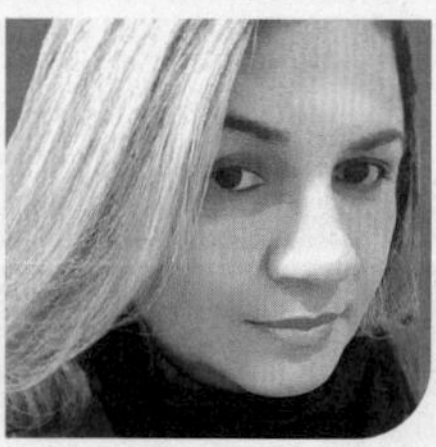

Pedagoga, especialista em Neuropsicopedagogia Clínica, Psicopedagogia Clínica, Educacional, Empresarial e Hospitalar, TDAH e Dislexia, Transtorno do Espectro Autista, Autismo na Adolescência e na Vida Adulta, Neurociências e Neuropedagogia da Educação, Educação Especial na Perspectiva de uma Educação Inclusiva no Atendimento Educacional Especializado, Análise do Comportamento Aplicada na Educação de Pessoas com TEA e aplicador ABA, e pós-graduanda em Neuropsicomotricidade.

Contatos: martinelli.neuropp@gmail.com
Instagram: @neuropp_martinelli
62 99185 0124

Conhecer a história da educação inclusiva nos dá um entendimento do que acontece hoje na sociedade. As dificuldades sempre existiram, mas, apesar dos desafios que persistem, nunca estivemos tão comprometidos com a inclusão como agora. No período da pré-história, o homem caçava, cultivava a terra, vivia em grupo e de forma nômade, e, segundo registros, já existiam problemas relacionados à convivência de indivíduos com alguma deficiência natural. Bianchetti (1995) nos revela que, devido às necessidades de caça, pesca e abrigos em cavernas, era necessário que todos contribuíssem com o grupo, e as pessoas com deficiências acabavam se tornando um peso morto na luta pela sobrevivência, fato que as levava a serem negligenciadas e abandonadas sem qualquer culpa.

Na antiguidade, as atitudes com crianças com deficiências eram drásticas, para que não houvesse adultos deficientes. Essas ações tinham como objetivo ter uma sociedade saudável e forte, com homens aptos para guerrear. Só os fortes sobreviviam. Platão e Aristóteles, em seus livros *A república* e *A política*, respectivamente, citaram situações, na Grécia, de extrema exclusão de pessoas nascidas com algum tipo de deficiência, a qual denominavam "disformes", levando-as à eliminação e ao abandono. Já em Roma, as leis também não eram favoráveis a esse público, permitindo aos pais matarem as crianças que nasciam com deformidades físicas, pela prática de afogamento, ou mesmo abandonarem em cestos no rio Tibre ou em lugares sagrados, e se sobrevivessem eram explorados como esmoladores ou passavam a ser entretenimentos em circos.

Ainda no Império Romano surgiu o cristianismo. A nova doutrina era voltada para a caridade e o amor entre as pessoas, e os menos favorecidos se sentiram acolhidos com essa nova visão. O cristianismo combateu, entre outras práticas, a eliminação dos filhos nascidos com deficiências. Os cristãos foram perseguidos, porém alteraram as concepções romanas a partir do século IV. Nesse período também surgiram os hospitais de caridade, que abrigavam indigentes e pessoas com deficiências (Gugel, 2008, p. 1).

Apesar dos avanços, na Idade Média houve um retorno à concepção mítica e religiosa em que as pessoas com deficiências passaram a ser vistas como possessão diabólica, castigo divino, encarnação do mal e como seres desprovidos de inteligência. Entre os séculos V e XVI houve uma séria ameaça aos deficientes, que poderiam ser levados à tortura e à morte graças a uma visão supersticiosa das causas da deficiência, que era frequentemente associada a heresias, blasfêmias ou obscenidades. No final do século XVI surgiu um embrião de mudança de posição em relação às deficiências: Paracelso, médico e alquimista, recusava que a teoria demonológica fosse o motivo das deficiências, atribuindo-lhes problemas físicos como sua causa. No século XVII foram elaboradas teorias organicistas sobre as deficiências sem que nenhum fator místico ou religioso fosse levado em consideração. Com essa concepção, os deficientes não deveriam mais ser punidos, já que as explicações médicas os isentavam de culpa.

A Idade Moderna é o limite entre as concepções demoníacas e ignorantes sobre as deficiências e o próximo passo, que foi representado pelas pesquisas e os pontos de vista que levaram ao atendimento médico e à escolarização dos deficientes. Durante os séculos XVI e XVII, com o Renascimento, houve uma gradativa melhora das concepções das causas e dos tratamentos destinados às deficiências e, por consequência, uma separação entre questões espirituais e fisiológicas.

A educação especial passou por diferentes fases como: exclusão, segregação, integração e, por fim, inclusão.

- **A exclusão**: na era pré-científica, na Antiguidade e na Idade Média, a conduta educativa com relação às pessoas com necessidades especiais era nula. Nem se cogitava algum atendimento educacional, já que a sociedade, naquela época, determinada por concepções espirituais a respeito das causas das deficiências, viam tais sujeitos como uma ameaça à sobrevivência da coletividade. Por isso, eram rejeitados, explorados, perseguidos ou eliminados.
- **A segregação**: o Iluminismo resultou em importantes mudanças culturais e sociais ocorridas no século XIX, inclusive nas teorias educacionais. Entre os séculos XVIII e XIX, os sujeitos com necessidades especiais eram destinados à segregação mediante a reclusão em asilos-escolas, nos quais eram oferecidos cuidados médicos, alimentação e caridade. Entretanto, apesar de avanços frente às atrocidades

ocorridas em épocas anteriores, a institucionalização visava apartar tais sujeitos do contato com a sociedade em geral, traçando assim uma via de duas mãos: de um lado, a segregação protegia e cuidava do deficiente e, de outro, isentava a sociedade de ter que conviver com as diferenças (Batalha, 2009).

- **A integração**: no período compreendido entre 1950 e 1970, a concepção segregacionista passou a ser contestada por ideias defensoras de que os sujeitos com necessidades especiais tinham direito de frequentar a sociedade. No entanto, esse direito só poderia ser exercido caso esses sujeitos, após se submeterem a diferentes tratamentos, se modificassem e se comportassem de acordo com a norma. Segundo Mendes (2002), no caso da educação, é possível concluir que, na vigência do princípio da normalização, os deficientes deveriam demonstrar ser capazes de frequentar e permanecer nas classes regulares. Além disso, a presença deles estava condicionada à satisfação de comportamento e rendimento pedagógico impostos pela instituição. Tomando por princípio o paradigma da normalização, surgiu a integração escolar, cuja proposição era que os problemas estavam com e na criança deficiente. Assim, deixava nas mãos dela, da família e dos profissionais que a atendiam a responsabilidade de adequá-la para que a sociedade pudesse recebê-la, já que a função da escola era reconhecidamente educar bem os alunos considerados "normais".
- **A inclusão**: essa análise crítica da sociedade permitiu que se vislumbrasse que a integração e a normalização estavam muito mais presentes nos discursos políticos e acadêmicos do que nos locais onde se estabelecem as relações com os que têm alguma deficiência. Dessa constatação ocorreu uma mudança de alvo. As modificações, até então de responsabilidade dos deficientes, passaram a ser da sociedade. Foi a partir disso que se concebeu o conceito de inclusão.

A educação inclusiva garante, por lei, o direito de acolher todas as crianças, independentemente de suas condições físicas, intelectuais, sociais, emocionais, linguísticas, dentre outras. É um princípio fundamental que se refere ao processo de garantir que todas as pessoas, independente de suas origens, características individuais, capacidades ou deficiências, sejam valorizadas, respeitadas e tenham igualdade de oportunidades para participar plenamente da sociedade. Esse conceito abrange diversos aspectos da vida, educação, trabalho, lazer, saúde, e participação cívica.

A Constituição Federal e o Estatuto da Criança e do Adolescente asseguram à população o direito a uma educação de qualidade, compreendida como um processo educativo que leve os educandos a uma formação omnilateral e cidadã (Lima, 2001). Essa escola de qualidade, por meio de conteúdos e das relações sociais que proporciona, propicia o desenvolvimento humano na sua plenitude, condições de liberdade e dignidade, respeitando e valorizando as diferenças (Brasil, 2013).

O pesquisador Romeu Kazumi Sassaki (2010) conceitua inclusão como o processo pelo qual a sociedade se adapta para poder incluir em seus sistemas sociais gerais pessoas com necessidades especiais, enquanto essas se preparam para assumir seus papéis na sociedade. A inclusão constitui, então, um processo bilateral no qual as pessoas ainda excluídas e a sociedade, em parceria, buscam equacionar problemas, decidir sobre soluções e efetivar a equiparação de oportunidade para todos.

A inclusão escolar é um princípio que busca garantir que todos os alunos, independentemente de suas condições físicas, intelectuais, sensoriais ou sociais, tenham acesso à educação em ambientes comuns de ensino. De acordo com a Lei Brasileira de Inclusão (Lei nº 13.146/2015), a educação é um direito de todos, e deve ser oferecida em igualdade de condições, com o apoio necessário para a aprendizagem e participação plena do estudante.

Apesar dos avanços legais e conceituais, muitos desafios ainda persistem. Entre eles, destaca-se a resistência de parte do corpo docente, a falta de formação continuada e a escassez de recursos pedagógicos. Além disso, a inclusão requer uma mudança de mentalidade que vá além da tolerância, promovendo uma convivência baseada na aceitação e na valorização do outro.

Freitas (2016) aponta que "a escola inclusiva é aquela que ensina a todos, com estratégias pedagógicas flexíveis e currículo acessível, combatendo a exclusão pela via do pertencimento e da participação".

A Política Nacional de Educação Especial na Perspectiva da Educação Inclusiva, de 2008, foi um marco na promoção da inclusão nas escolas brasileiras. Ela propõe a matrícula de todos os estudantes nas classes comuns e o atendimento educacional especializado como suporte complementar. No entanto, para que isso se concretize, é fundamental que as escolas contem com infraestrutura adequada, materiais **acessíveis e profissionais capacitados**.

O trabalho colaborativo entre professores regulares e especialistas do Atendimento Educacional Especializado (AEE) é essencial para a personalização das práticas pedagógicas. Como afirmam Stainback e Stainback (1999, p. 29), "a inclusão é bem-sucedida quando todos os envolvidos compartilham a responsabilidade pela aprendizagem de cada aluno". A escola é um espaço privilegiado de socialização, aprendizagem e construção de valores. Nesse contexto, a inclusão escolar não deve ser vista como um projeto isolado, mas como um compromisso ético e político com a equidade. Promover a inclusão significa garantir que todos os estudantes, com ou sem deficiência, com ou sem dificuldades de aprendizagem, qualquer que seja a origem, a identidade ou a condição social, tenham acesso, permanência, participação e aprendizagem em igualdade de condições.

Inclusão escolar é mais do que inserir alunos diferentes em salas regulares. É transformar as práticas pedagógicas, a gestão escolar e a cultura institucional para acolher a diversidade. Envolve reconhecer que todos os alunos aprendem, mas cada um a seu modo, em seu tempo e com seus próprios recursos.

Uma escola inclusiva é aquela que:

- Adapta o currículo às necessidades dos alunos.
- Valoriza diferentes formas de aprender e expressar conhecimentos.
- Elimina barreiras físicas, atitudinais e pedagógicas.
- Trabalha em rede com profissionais de apoio e com as famílias.

A inclusão escolar, como ressalta Mantoan (2003), não deve ser confundida com integração. Enquanto esta exige que o aluno se adapte à escola, a inclusão implica uma transformação do ambiente escolar para acolher a todos, com suas singularidades. Esse processo exige um compromisso ético, político e pedagógico com a justiça social. Como afirma Sassaki (2010), "a inclusão é uma maneira de viver e agir baseada na valorização da diversidade humana".

A inclusão no ambiente escolar é um processo contínuo e fundamental para garantir o direito à educação a todos os estudantes, independentemente de suas diferenças físicas, sensoriais, intelectuais, culturais, sociais ou emocionais. Trata-se de criar condições para que todos aprendam juntos, valorizando a diversidade como um recurso, e não como um obstáculo.

Professores são protagonistas nesse processo, mas precisam de apoio institucional. A formação continuada e o trabalho colaborativo com outros profissionais (como psicopedagogos, intérpretes de Libras, terapeutas ocupacionais etc.) são cruciais. A gestão escolar, por sua vez, deve promover uma cultura inclusiva e garantir os recursos necessários.

A inclusão exige adaptações físicas (como rampas, banheiros acessíveis), comunicacionais (como materiais em braile ou com recursos de Libras) e pedagógicas (como avaliações diferenciadas e ensino multimodal). É importante lembrar que acessibilidade não é um favor, mas um direito.

Embora haja avanços, ainda existem desafios: preconceito, falta de preparo das equipes escolares, infraestrutura deficiente, entre outros. Superá-los demanda compromisso de toda a comunidade escolar, políticas públicas eficazes e diálogo constante com as famílias.

Promover uma educação inclusiva é garantir que cada estudante tenha seu potencial reconhecido e valorizado, independentemente de suas particularidades. Isso significa construir um ambiente acolhedor, onde a diversidade seja vista como riqueza e as diferenças sejam respeitadas e celebradas. Só assim poderemos formar uma sociedade mais justa, empática e igualitária, na qual todos tenham a oportunidade de aprender e se desenvolver plenamente.

Referências

BATALHA, L. C. Educação especial e inclusão: entre a "normalização" e o desafio da convivência. *In*: S. P. Pereira (Org.), *Educação especial*: história, políticas e práticas. Tarouca, Portugal: Exemplo, 2009.

BIANCHETTI, L. Aspectos Históricos da Educação Especial. *Revista Brasileira de Educação Especial*. Rio de Janeiro, v. 2, n. 3, p. 7-19, 1995.

BRASIL. Constituição da República Federativa do Brasil de 1988. Disponível em: https://www.planalto.gov.br/ccivil_03/constituicao/constituicao.htm. Acesso em: 16 jul. 2025.

BRASIL. *Lei nº 8.069 de 13 de julho de 1990*. Estatuto da Criança e do Adolescente. Disponível em: https://www.planalto.gov.br/ccivil_03/leis/l8069.htm. Acesso em: 16 jul. 2025.

BRASIL. *Lei nº 13.146 de 6 de julho de 2015*. Lei Brasileira de Inclusão da Pessoa com Deficiência (Estatuto da Pessoa com Deficiência). Disponível em: https://www.planalto.gov.br/ccivil_03/_ato2015-2018/2015/lei/l13146.htm. Acesso em: 4 abr. 2025.

BRASIL. Ministério da Educação. Secretaria de Educação Continuada, Alfabetização, Diversidade e Inclusão. Diretrizes Nacionais para a Educação em Direitos Humanos. Brasília: MEC/SECADI, 2013.

COSTA, G. C.; CAMACHO, C.; ZANUZZIO, Z. *Construindo o PEI*: guia completo para criar um plano educacional individualizado. Rio de Janeiro: Wak Editora, 2025, p. 23-25.

FLORIANI, M. A. B. *Educação Inclusiva*, Indaial, SC: UNIASSELVI, p. 3-10, 2017.

FREITAS, S. M. G. C. A escola e a inclusão de alunos com deficiência: possibilidades e desafios. *In*: MANTOAN, M. T. E.; PRIETO, R. C. (Org.). *Inclusão escolar*: pontos e contrapontos. São Paulo: Summus, 2016. p. 45-62.

GUGEL, M. A. A pessoa com deficiência e sua relação com a história da humanidade. *AMPID*, maio de 2008. Disponível em: https://www.ampid.org.br/v1/wp-content/uploads/2014/09/A-pessoa-com-defici%C3%AAncia-e-sua-rela%C3%A7%C3%A3o-com-a-hist%C3%B3ria-da-humanidade-1.pdf. Acesso em: 16 jul. 2025.

LIMA, L. C. *Educação e democracia*: políticas educacionais e organização escolar. São Paulo: Cortez, 2001.

MANTOAN, M. T. E. *Inclusão escolar*: O que é? Por quê? Como fazer? 6. ed. São Paulo: Moderna, 2003.

MENDES, M. T. E. A inclusão de pessoas com necessidades educacionais especiais: avaliação de políticas públicas municipais. *Cadernos de Pesquisa*, São Paulo, n. 116, p. 211-230, jul. 2002.

SASSAKI, R. K. *Inclusão*: construindo uma sociedade para todos. 8 ed. Rio de Janeiro: WVA, 2010.

STAINBACK, S.; STAINBACK, W. *Inclusão*: um guia para educadores. Porto Alegre: Artmed, 1999.

CAPÍTULO 13

Neurodiversidade

A busca da minha identidade e sua relação com a escola

Este capítulo relata a história de uma professora que conseguiu seu diagnóstico de autismo e de TDAH de forma não tão comum. Foi por meio da escola em que trabalha, dos alunos, dos colegas, de uma outra professora, de sua pós-graduação e, finalmente, por meio do olhar sensível de um excelente profissional da neurologia, que o autismo e o TDAH se apresentaram formalmente a ela aos 42 anos de idade.

Eliane Costa de Argolo Ribeiro

ELIANE COSTA DE ARGOLO RIBEIRO

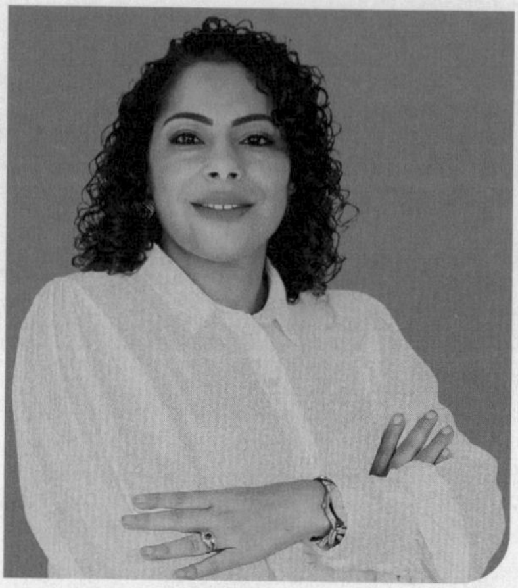

Professora efetiva da rede municipal de ensino há 23 anos no município de Nilo Peçanha/BA. Graduada em Pedagogia pela Faculdade de Ciências Educacionais (2009) e pós-graduada em Psicopedagogia Institucional (2011) pela Faculdade de Ciências Educacionais (FACE), especialista em Coordenação Pedagógica (2014) pela Universidade Federal da Bahia (UFBA), pós-graduada em Transtorno do Espectro Autista (TEA) pela Faculdade Venda Nova do Imigrante (FAVENI), em 2022, pós-graduação em Psicomotricidade pelo Centro Universitário UniOpet (2022), pós-graduada em Neuropsicopedagogia (2023) e em Psicopedagoga Institucional e Clínica (2024) pela Faculdade Regional de Filosofia, Ciências e Letras de Candeias (FAC), pós-graduanda em Intervenção ABA para Autismo e Deficiência Intelectual pela CBI of Miami e mentoranda da Formação TND – Transtornos do Neurodesenvolvimento (2025). Atua como psicopedagoga no Atendimento Educacional Especializado (AEE) no Distrito São Benedito em Nilo Peçanha/BA.

Contatos: teddyeeliane@gmail.com
Instagram: @elyribeiro85
75 99923 8159

O transtorno do espectro autista (TEA) é um transtorno do neurodesenvolvimento que compromete a comunicação e a interação social, apresenta comportamentos restritos, repetitivos e estereotipados, tendo em sua neurobiologia causas genéticas e ambientais. Esse transtorno é diferente de tantos outros devido ao fator espectral, ou seja, ele apresenta-se com a mesma conjuntura basal, porém, por meio de várias faces e performances, com características específicas em cada indivíduo desse espectro. Mesmo sem uma causa definida ainda para essa condição, cada indivíduo se constitui como ser humano e, para tanto, deve ser respeitado e gozar de todos os direitos que lhes são garantidos na Constituição Federal.

> Podemos definir autismo ou transtorno de espectro autista como uma condição comportamental em que a criança apresenta prejuízos ou alterações básicas de comportamento e interação social, dificuldade na comunicação, por exemplo, na aquisição da linguagem verbal e não verbal; alterações na cognição e presença de comportamentos repetitivos e estereotipados. É importante entender que existe um atraso significativo nos marcos de desenvolvimento dessas habilidades, e essas características aparecem nos primeiros anos de vida da criança. (Gaiato; Teixeira, 2018, p. 13).

Os sinais e sintomas do TEA aparecem na primeira infância, perpassando toda vida, sendo eles visíveis em maior ou menor intensidade. O diagnóstico desse transtorno (não é uma doença) é essencialmente clínico e deve ser realizado por um profissional especializado que tenha um olhar sensível para perceber as várias nuances apresentadas dentro do TEA, baseado nos critérios do *DSM-5-TR*.

Na neurodiversidade, o autismo em mulheres nível 1 de suporte pode se apresentar de maneira camuflada, atrasando seu diagnóstico, devido ao fator espectral feminino, seu mascaramento, a ausência de profissionais habilitados e/ou preparados para tal demanda. Ainda existem situações em que muitos testes padronizados disponíveis são considerados desatualizados, não específicos e ineficazes para detectar traços de autismo na população feminina. Pesquisadores têm se dedicado a reduzir tais lapsos (Pereira, 2024, p. 51).

Trago aqui a história de vida de uma mulher que até os seus 42 anos tentou se encontrar, ser aceita, amada e, acima de tudo, respeitada. Essa mulher veio de uma família tradicional. Quando gerada, sua mãe tinha 32 anos e seu pai, 37; nasceu de parto normal. Sorria para tudo e todos, no entanto, não era um sorriso social e comunicativo. Beliscava todos à sua volta. Morou até os cinco anos na zona rural do interior da Bahia e tem apenas uma irmã mais velha, totalmente diferente dela.

Entre os dois e três anos, começou a acompanhar sua irmã até a única escola da região em que morava, e aquele era o único espaço em que essa criança tinha acesso a livros. Ela amava livros (folheava, cheirava, via e revia-os várias vezes). Assim desenvolveu seu hiperfoco pelas letras e livros. Sua mãe é analfabeta, seu pai mal sabia escrever seu nome e lia poucas palavras, sua casa não era um ambiente de pessoas letradas. No entanto, ela aprendeu a ler numa velocidade diferenciada. Aos cinco anos se mudou para a cidade com seus pais, começando assim a saga de sua mãe para encontrar uma escola em que ela se adaptasse.

Era pequenina e desengonçada, não tinha boa postura, era descoordenada, não conseguia fazer amigos e era muito quieta na escola. De acordo com sua idade, foi matriculada na 1ª série atrasada. No entanto, ela se sentia enfadada, pois já sabia ler, escrever e contar. Por não conseguir expressar seu descontentamento, fugiu da escola várias vezes e chegava em casa chorando sem saber explicar o motivo.

Sua mãe a mudou de escola, mas a série era a mesma e ela só chorava. Ninguém sabia o motivo e não suportavam mais tanto choro. A professora da 1ª série adiantada apiedou-se de sua colega e pediu para a aluna ficar um dia na sala dela. Essa professora lhe trouxe novidades, desafios. O que ela queria era aprender algo novo, sempre voltado para letras. Conseguia seguir o ritmo da aula, apesar de já apresentar dificuldades em cálculos e raciocínio lógico, mas mesmo assim ficou na turma. Essa professora trouxe paz para sua alma e lhe apresentou o melhor lenço para secar as lágrimas: afeto e oportunidade.

Pequena, como todos daquela escola a chamavam, estava sempre lendo alguma coisa no recreio ou organizando as brincadeiras. Não brincava, preferia ficar olhando quem ganhava e quem perdia, não conseguia interagir com os colegas. Foi assim até a 4ª série. Persistiam também suas dificuldades em matemática, raciocínio lógico, socialização, comunicação e memória de trabalho.

Seus pais eram feirantes, vendedores de laranjas, e sua irmã mais velha era responsável por levá-la para a escola. Quando chegavam em casa, tinham responsabilidades a cumprir: tomar banho, almoçar, fazer as atividades no reforço escolar, porque os pais não eram alfabetizados. Ela só descobriu esse fato quando estava na 5ª série ginasial, porque foi preciso sua mãe assinar um documento e ela não conseguiu.

Na 7ª série suas notas em matemática não eram maiores que três pontos na média. Ela viveu o auge da humilhação quando foi para recuperação e só passou para a 8ª série por meio do conselho de classe e sob algumas objeções. Nessa época, ouvia com frequência que quem não sabia matemática não daria certo em nenhuma profissão, porque tudo é matemática. Mas essa frase nunca fez sentido em sua vida.

No Ensino Médio, já adolescente, era tímida. Porém, para se enturmar, procurava imitar as colegas, escondia suas dores, estereotipias, ansiedades e medos, mas estava sempre com seu grupo. Se os amigos jogavam bola, lá estava ela sendo a perna-de-pau jogando bola também. Se as meninas beijavam, ela tinha que beijar também, e nada melhor que seus amigos para isso. E assim ela seguia. Muitas dessas ações foram feitas para ser aceita, amada e dizer para todos que também tinha amigos. E eles são os melhores amigos que essa garota poderia ter. Eles a ajudaram a vencer o Ensino Médio. Nunca a abandonaram, estavam sempre juntos. E ela os amava, só não sabia expressar com palavras.

Quando tinha que apresentar trabalhos na frente da turma, ensaiava muito em casa e na apresentação fazia de forma impecável. Porém, o sofrimento invisível, o medo do julgamento e o bolo na garganta só desapareciam dias depois da apresentação. Quando se apaixonou, não sabia o que fazer nem falar, porém queria estar sempre perto de sua paixão. Até teatro ela fez: apresentou uma peça no centro de cultura da cidade, e esse foi seu último trabalho do Ensino Médio, a conclusão do estágio supervisionado.

> As meninas, por muitas vezes camuflarem o comportamento a fim de serem aceitas no convívio social, fazem com que seu diagnóstico venha quando já são mães por seu filho estar no espectro ou por muitas frustrações na vida e saem em busca de um diagnóstico. (Debald; Debald, 2024 p. 174).

Essa adolescente formou-se em magistério no ano de 1998. Em 1999 já estava trabalhando, dando aula aos 17 anos. Assim, afastou-se de seus amigos devido ao trabalho. Teve um namorado, mas ela, que não sabia o que era amor, vivia o momento... Aos 20 anos passou em um concurso público para professora fora de sua cidade. Foi embora. Terminou o namoro e não olhou para trás. Em Nilo Peçanha, conheceu o amor de sua vida com quem é casada há 22 anos.

Sempre foi uma excelente profissional, porém extremamente exigente consigo mesma. Perfeccionista, não se permitia o erro e frustrava-se facilmente. Tinha poucos amigos, seus comportamentos eram repetitivos e estereotipados. Sua comunicação era ótima quando o assunto lhe interessava, porém, quando não, ficava calada. Ensinou na mesma sala e na mesma escola durante 13 anos na educação infantil. Sempre foi resistente a mudanças.

Foi gestora escolar durante seis anos, porém algumas pessoas da equipe não entendiam seus comportamentos e pediram que ela procurasse um médico. Estava fazendo sua equipe sofrer devido à imposição de tantas regras e comportamentos repetitivos. Sua fala era sempre interpretada como pedante, mesmo quando queria ser agradável e amável com a equipe.

No seu lar, sempre foi super organizada, bem como em seu trabalho. Ela teve uma mãe do tipo "ABA": fez errado, refaz até fazer correto e generalizar o comportamento. Uma mãe analfabeta que mantinha regras, rotinas e ensinava tudo o que sabia, tantas vezes quantas fossem necessárias para que sua filha fosse independente e diferente dela. Essa mãe é uma mulher extraordinária!

Essa agora mulher passou por vários psiquiatras, chegou a tomar seis medicações, entre tarjas pretas e vermelhas, durante o dia e raramente conseguia dormir no máximo quatro horas por noite. Seu esposo sofria muito com a condição de sua mulher. Ela, como sempre muito estudiosa, já havia se graduado e feito duas especializações. Mesmo assim, continuava estudando e lendo seus livros.

Até que em 2021 uma amiga lhe pediu para que ensinasse na série em que sua neta estava matriculada, algo que não era tão comum, pois a professora já tinha suas preferências e séries definidas. Sua justificativa para tal pedido era que sua neta havia sido diagnosticada com autismo infantil e ela confiava muito no trabalho dessa professora. Assim ela fez, pois não sabia dizer não, principalmente à pessoa que considera sua melhor amiga no trabalho. Em 2022, ela e algumas colegas abriram uma sala de recursos multifuncionais, fazendo atendimento educacional especializado. Começou assim, seu processo de libertação e descoberta do seu eu.

Nesse ano, foi levantada a hipótese de TDAH, por meio de sua professora Fernanda Martins na sua pós-graduação em Psicopedagogia. Seu diagnóstico foi confirmado nesse mesmo ano. Até então era só o TDAH. Medicação e psicoterapia com o psicólogo Macson Silva dos Santos, um excelente profissional que lhe ensinou a olhar para seu passado com outros olhos e começar a ressignificar o seu presente.

Só em 2024, o Dr. Adriano Botelho, neurologista, em sua primeira consulta com a paciente, com todo seu conhecimento técnico e sensibilidade, levantou a hipótese de autismo, tendo o TDAH como comorbidade. No entanto, ele pediu uma análise neuropsicológica para embasar e respaldar o diagnóstico. Um colega de trabalho, o psicólogo Juliano Azevedo, também já havia levantado essa hipótese, porém ela não acreditava. Mas fez a análise neuropsicológica com o psicólogo e neuropsicólogo Andrew Bonfim que, após vários testes e investigações, constatou a presença do transtorno do espectro autista, confirmando a hipótese diagnóstica. Assim, o Dr. Adriano Botelho fez o relatório e especificou nele o CID F84.0 e F90.0.

Esta sou eu, Eliane Costa de Argolo Ribeiro, mulher, serva do Senhor, esposa, professora, psicopedagoga, neurodivergente, sim, mulher atípica, sim, TEA e TDAH, e feliz por meu Deus me permitir viver tantos processos para que seu propósito se cumprisse em minha vida. E qual é este propósito? Transformar vidas com meu trabalho e levar informação e formação para aqueles que precisarem.

O TEA, para ser diagnosticado, seja no menino ou na menina, precisa ser embasado nos critérios descritos no *DSM-5 TR*. O diferencial está na sensibilidade, no olhar clínico e no profissionalismo do médico que atende seus pacientes. Quanto mais cedo a criança for diagnosticada, mais cedo é possível iniciar uma intervenção.

Em minha atuação no Atendimento Educacional Especializado (AEE) em São Benedito, em Nilo Peçanha, já atendi muitas mães que chegavam desesperançosas com o diagnóstico de seu filho, vivendo o luto e ao mesmo tempo indo à luta. Quando na anamnese revelo ser neurodivergente, professora e psicopedagoga, seus olhares mudam, seus semblantes se transformam, elas enxergam esperança.

Mesmo eu sendo autista com nível 1 de suporte, deixo claro que autismo é autismo, independentemente do nível de suporte. É necessário se informar, estudar, assistir vídeos no YouTube e em outras plataformas digitais, conhecer o tema e o seu filho, para saber lidar com ele. Também informo sobre a responsabilidade de buscar terapias e acompanhamento médico. Deixo claro também a importância que a escola exerce no desenvolvimento da criança atípicas e típicas, pois lugar de autista é onde ele quiser estar (dentro de suas limitações). E para isso os pais têm que se posicionar. Não limitar a pessoa, seja ela neurodivergente ou não. Sendo assim, para mim, diagnóstico não é destino!

A escola: sua função social e acadêmica para a pessoa neurodivergente

O ambiente escolar, depois do familiar, é o local em que acontecem as relações sociais mais explícitas. É nesse âmbito que se percebe o desenvolvimento da linguagem, da autonomia, das relações interpessoais e intrapessoais, e das relações com os grupos ou não. Enfim, é o local em que é possível perceber o outro com suas limitações e habilidades.

A percepção que o educador em sala de aula deve ter em relação ao seu educando precisa ser um olhar completo e não fragmentado, um olhar para o desenvolvimento das potencialidades de cada indivíduo participante daquele ambiente. Deve ser um olhar para o aprender e o se desenvolver. E não se trata apenas de aprender o conteúdo, mas aprender para a vida: conhecer, fazer, conviver, ser autônomo, eficiente e capaz.

Dentro dessa perspectiva do olhar para o todo, desde o momento que a criança ingressa na sala de aula, o educador precisa perceber as características individuais de cada um, pois, quando há uma criança neuroatípica na classe, logo se percebe o diferente, que também tem que aprender. Porque, dialogando com Cunha (2020), o aluno com transtorno do espectro autista aprende.

Nesse processo de aprendizagem é que surgem as diferenças que têm que ser entendidas, respeitadas e trabalhadas para desenvolver as habilidades necessárias na criança, como parte da construção do sujeito. Esta deve estar matriculada na escola regular, não somente para o processo de socialização, mas para o processo de aprendizagem.

Partindo do princípio que a criança já está na escola e que ela aprende, é preciso que a escola perceba que esse aluno é da escola e que a responsabilidade em saber lidar com ele é de todos, não apenas do professor. Essa criança precisa ter seus direitos de aprendizagem garantidos, desde um cuidador, acompanhante terapêutico ou professor auxiliar, até um professor qualificado para atendê-la.

Não pode ser concebível, em pleno século XXI – com mais de uma década da aprovação da lei Berenice Piana (Lei nº 12.764/2012) –, que escolas e profissionais da educação não se adequem ou procurem se adequar para lidar com as diferenças, com os neurodivergentes, ou seja, com as particularidades de cada um e de todos, porque somos todos iguais mesmo nas diferenças.

Muitas vezes, a criança chega na escola sem o diagnóstico de TEA. Cunha (2020) diz que o diagnóstico é o primeiro grande instrumento da educação. No entanto, muitas famílias nem sabem o que essa sigla, TEA, significa. Assim sendo, o professor precisa estar atento para as características apresentadas pela criança, para, com a coordenação pedagógica, analisar e informar à família e fazer o encaminhamento para ser avaliada e devidamente direcionada ao profissional que cuidará dela.

Algumas características a serem observadas em sala de aula e no ambiente escolar:

> Retirar-se e isolar-se de outras pessoas; não manter contato visual; desligar-se do ambiente externo; resistir ao contato físico; inadequação a metodologia e ensino; não demonstrar medo diante de perigo; não responder quando for chamado; birras; não aceitar mudanças e rotinas, usar as pessoas para pegar objetos; hiperatividade física; agitação desordenada; calma excessiva; apego e manuseio não apropriado de objetos; movimentos circulares no corpo; sensibilidade a barulhos; estereotipias; ecolalias; ter dificuldade para simbolizar ou para compreender a linguagem simbólica; ser excessivamente literal, com dificuldades para compreender os sentimentos e aspectos subjetivos de uma conversa. (Cunha, 2020, p. 24-25).

Não é fácil trabalhar em uma sala que tenha crianças com deficiência, seja TEA ou outra, no entanto, é preciso compreender que, com os aportes necessários, é possível trabalhar para o desenvolvimento cognitivo e social delas. Lógico que será preciso elaborar o Plano Educacional Individualizado (PEI) do aluno atípico, adaptando atividades para sua realidade, observando sempre como essa criança aprende e o tempo necessário para a aprendizagem acontecer.

A escola tem um papel primordial na vida da criança, seja ela deficiente ou não. Seu papel é transmitir conhecimentos utilizando os melhores métodos e técnicas, sendo estes o que permitem o aprendizado da criança.

A melhor forma de ensinar, seja crianças atípicas ou típicas, é por meio do lúdico, assim, a interação acontece de forma espontânea. Alguns alunos precisam de mais atenção, outros nem tanto. Porém, todos aprendem dentro de suas potencialidades. O importante mesmo é explorá-las dentro do conhecimento que o professor tem do seu aluno.

As duas instituições primordiais na construção da minha identidade, sendo eu pessoa neurodivergente, foram a minha família e a escola. Mesmo com meu diagnóstico tardio, passando por várias limitações e dores, que muitos nem percebiam, minha mãe, meu pai (em memória), meu padrasto e as escolas pelas quais eu passei conseguiram me inserir socialmente, contribuindo para me tornar a profissional e o ser humano que sou.

O autismo coexiste em mim desde quando ainda estava em formação na barriga da minha mãe, mas só fomos apresentados formalmente em 2024. Mesmo assim, sou grata a Deus em todo o tempo, pois foi por meio da escola, dos meus alunos e dos meus colegas de trabalho que continuei a busca pelo meu eu.

O meu diagnóstico chegou e explicou muitas coisas, mudou outras, mas o importante é saber que independente disso, ele não me definiu, não me paralisou e não decidiu o meu destino. Hoje tenho outra visão de mim mesma e da minha relação com o mundo, pois já não suportava mais me sentir diferente e me diminuir tanto ao ponto de me encaixar em espaços que não me cabiam.

Referências

ASSOCIAÇÃO AMERICANA DE PSIQUIATRIA. *Manual diagnóstico e estatístico de transtornos mentais – DSM-5-TR*. 5. ed. Porto Alegre: Artmed, 2023.

BRASIL. *Lei nº 12.764 de 27 de dezembro de 2012*. Política Nacional dos Direitos da Pessoa com Transtorno do Espectro Autista. Disponível em: https://www.planalto.gov.br/ccivil_03/_ato2011-2014/2012/lei/l12764.htm. Acesso em: 16 jul. 2025.

BRASIL. Lei nº 13.146 de 6 de julho de 2015. *Lei Brasileira de Inclusão da Pessoa com Deficiência (Estatuto da Pessoa com Deficiência)*. Disponível em: https://www.planalto.gov.br/ccivil_03/_ato2015-2018/2015/lei/l13146.htm. Acesso em: 8 maio 2025.

CUNHA, E. *Autismo na escola*: um jeito diferente de aprender, um jeito diferente de ensinar. 6. ed. Rio de Janeiro: Wak, 2020.

DEBALD, F.; DEBALD, A. Meninas e mulheres autistas: como viver em uma sociedade não preparada para pessoas atípicas. *In*: CASTRO, T. C. T.; JESUS, L. de O. de. *Espectro autista feminino*. São Paulo: Literare Books Internacional, 2024, p. 167-175.

GAIATO, M.; TEIXEIRA, G. *O reizinho autista*: guia para lidar com comportamentos difíceis. 4. ed. São Paulo: nVersos, 2018.

PEREIRA, L. Além dos protocolos: atualização das diretrizes para o rastreio de autismo em meninas e mulheres. *In*: CASTRO, T. C. T.; JESUS, L. de O. de. *Espectro autista feminino*. São Paulo: Literare Books Internacional, 2024, p. 47-54.

CAPÍTULO 14

Do diagnóstico à ação

Caminhos para apoiar seu filho

Receber o diagnóstico de autismo de um filho desperta medos e incertezas, tornando difícil saber por onde começar. Apresento os primeiros passos para direcionar o tratamento com mais leveza, além de orientar sobre como tornar a higiene oral um hábito leve e natural. Com informação e acolhimento, é possível transformar esse momento desafiador, tendo mais clareza, confiança e conexão com seu filho.

Eliene Moronte

ELIENE MORONTE

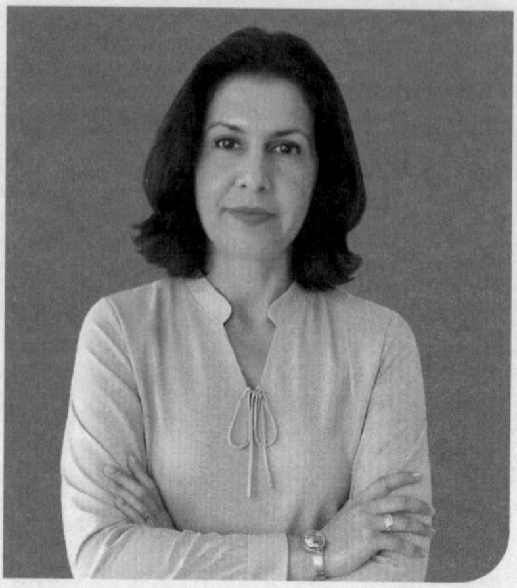

Cirurgiã-dentista, pós-graduada em Odontopediatria e Odontologia do Trabalho, formação em Transtornos do Neurodesenvolvimento e capacitação em Autoliderança e Desenvolvimento Pessoal. Mãe atípica lidando com diagnósticos de TEA, TDAH, superdotação e síndrome de Ehlers-Danlos. Atualmente, utiliza seus conhecimentos e expertise para ajudar famílias após o diagnóstico e orientar dentistas para uma melhor adequação aos atendimentos odontológicos de crianças e adultos autistas.

Contatos: elienemoronte@gmail.com
Instagram: @eliene.moronte

A chegada de um filho é, sem dúvida, um momento de imensa alegria para qualquer família. É natural que as mães idealizem um futuro repleto de conquistas para seus filhos. No entanto, quando surge a suspeita de um transtorno do neurodesenvolvimento, a família embarca em uma jornada vitalícia de luta por diagnóstico e tratamentos.

Diante dessa realidade, a maioria dos pais desenvolve um senso de urgência para encontrar as instruções corretas, o que frequentemente os coloca em um estado de estresse constante. O diagnóstico de autismo, em particular, pode trazer um turbilhão de emoções, exigindo que os pais adaptem suas expectativas e enfrentem desafios únicos. Esse processo, por sua intensidade e complexidade, muitas vezes leva os pais a vivenciarem sentimentos profundos, passando por fases emocionais semelhantes ao luto. Ainda assim, é uma trajetória marcada pela resiliência, pelo aprendizado e pelo desejo inabalável de proporcionar o melhor para seus filhos, reforçando o poder do amor e da dedicação.

Sob essa perspectiva e com base na minha vivência, meu objetivo aqui é encurtar o caminho de muitas mães, compartilhando o que aprendi no cuidado com minhas filhas neurodivergentes, diagnosticadas com transtorno do espectro autista (TEA), superdotação, transtorno do déficit de atenção e hiperatividade (TDAH) e síndrome de Ehlers-Danlos.

Neste capítulo, apresentarei uma breve descrição de algumas ações que podem auxiliar as famílias quando recebem o diagnóstico de autismo. No entanto, desde já ressalto que não existem atalhos ou soluções mágicas. Estamos lidando com o crescimento e desenvolvimento de uma criança, o que exige, acima de tudo, paciência, persistência e muita dedicação por parte de todas as pessoas que participam do ciclo de convivência dela.

1. Acolha o impacto emocional do diagnóstico

Compartilhe suas dificuldades com familiares e amigos e converse com outras mães

Compartilhar suas dificuldades com familiares e amigos é uma forma poderosa de aliviar a carga emocional e buscar apoio. Envolver pessoas próximas no dia a dia ajuda a ampliar o entendimento sobre as necessidades da criança, promovendo mais empatia e colaboração.

Encontrar outras famílias que passam pelas mesmas dificuldades que a sua vai tirar você da solidão e mostrar novos caminhos. Ouça a experiência de outras mães e tenha melhores condições de escolher bons profissionais para acompanhar seu filho. Esteja envolvida com as questões da causa autista e não subestime o poder da comunidade. Você não precisa enfrentar tudo sozinha.

2. Busque informações confiáveis sobre o autismo

Entenda o que é o transtorno

Estude! Esse é um dos melhores conselhos para os pais que recebem o diagnóstico de seus filhos. Busque profissionais especializados em transtornos do neurodesenvolvimento e aprenda com eles. Evite cair em promessas milagrosas e priorize intervenções fundamentadas em evidências robustas, já testadas e comprovadas. O conhecimento sobre o transtorno vai te ajudar a tomar decisões mais assertivas, identificar prioridades, antecipar desafios e gerenciar melhor a rotina familiar.

3. Hora de agir: escolha as terapias adequadas para seu filho e adapte a rotina familiar e escolar

Faça o básico bem-feito

Comece arrumando a base: ajuste o sono, a rotina, a alimentação, a organização de atividades, reduza o uso de telas, brinque e leia com a criança. Após essas "pequenas" mudanças, será possível observar resultados significativos no crescimento do seu filho. Não enxergue apenas os atrasos. Estimule sua criança e ajuste a base da infância para que ela tenha condições de florescer e aprender.

Saiba seus direitos

Aprenda a lutar pelos direitos do seu filho. No Brasil, temos leis que reconhecem a importância da inclusão e regulamentam benefícios. Embora muitos avanços tenham acontecido ao longo dos anos, a luta pela inclusão continua, e muitas vezes você precisará de um advogado especializado em direitos da saúde para que seu filho seja atendido nos seus direitos básicos.

Tenha um médico de sua confiança que possa detectar comorbidades e acompanhar a evolução da sua criança

O autismo é uma condição complexa e raramente virá sozinho. O *DSM-5* indica que 70% a 80% das pessoas autistas apresentam uma comorbidade associada, e 40% apresentam duas ou mais. Dentre as principais comorbidades, podemos citar: TDAH, deficiência intelectual, transtorno opositor desafiador (TOD), transtornos gastrointestinais, distúrbios do sono, transtornos alimentares, distúrbios do movimento (por exemplo, síndrome de Tourette), transtornos do humor (ansiedade), transtornos de aprendizagem (dislexia), transtornos do controle motor (apraxia de fala), entre outros.

De posse desse conhecimento, escolha um médico que esteja atualizado com as novas diretrizes diagnósticas e que saiba identificar os sinais e sintomas do seu filho de forma adequada, evitando equívocos e atrasos no tratamento, e possibilitando o melhor desenvolvimento da sua criança.

Procure uma avaliação e um acompanhamento multidisciplinares

O TEA é um transtorno que impacta o indivíduo em muitos níveis, com vários efeitos consequentes. Busque a intervenção intensiva precoce em espaços que tenham compromisso com a ciência, olhar humanizado e suporte multiprofissional terapêutico integrado.

Registre a evolução da sua criança

Exija da equipe terapêutica dados qualitativos e quantitativos de avaliação, orientação, devolutivas de evolução condizentes ao ensino, processo e progresso do seu filho. Cada criança é única e não há um tratamento igual para todos, portanto, medir os avanços é fundamental para que possamos eventualmente modificar a abordagem terapêutica.

Comemore pequenos passos

Curta as pequenas vitórias do seu filho. Demonstre o seu amor e tenha orgulho das pequenas conquistas. Concentre-se naquilo que ele consegue fazer e não o compare a crianças com desenvolvimento típico. Aprenda a amá-lo pelo que ele é e não pelo que você gostaria que ele fosse.

Seja parceiro da escola do seu filho

Sabemos que a escola é uma instituição fundamental para o desenvolvimento da criança, porém a inclusão escolar de crianças com deficiências ainda é um tema pouco discutido. Esbarramos em problemas como falta de capacitação da equipe escolar, falta de cumprimento das leis que amparam nossos filhos na escola, falta de acolhimento e de atividades com objetivos de socialização, adaptação e estímulo das nossas crianças. Nesse sentido, pais e professores deveriam ser incentivados a discutir e a buscar estratégias de atuação conjuntas e específicas ao seu papel, que possam resultar em novas ações e condições de inclusão.

4. Cuide de você durante o processo

Não deixe que o autismo tome conta de todos os minutos do seu dia

Tente manter a sua vida adulta em equilíbrio. Não se esqueça de dedicar tempo também à sua saúde, aos seus projetos pessoais, aos seus outros filhos e ao seu cônjuge.

Descanse

A literatura aponta a sobrecarga emocional dos pais como um dos principais desafios encontrados por famílias com crianças com diagnóstico de TEA. Reconheça seus limites, peça ajuda e aprenda a descansar, mesmo que por breves momentos. Cuidar de sua saúde mental é um dos grandes pilares para que o tratamento do seu filho tenha êxito.

5. Seja o maior especialista do seu filho

Passamos a maior parte da vida dos nossos filhos com eles, entendemos suas necessidades, conhecemos suas preferências e reações e é por isso que somos os maiores especialistas deles. Seja ativo nas decisões acerca do tratamento do seu filho. Entender o que afeta o seu comportamento contribui para solucionar problemas e prevenir crises e situações difíceis.

6. Ajude seu filho a conquistar a autonomia: comece pela higiene pessoal

Para crianças autistas, as tarefas de autocuidado e higiene pessoal, tais como escovar os dentes, tomar banho, usar o banheiro e lavar e pentear os cabelos, podem ser experiências bastante desafiadoras.

Muitas podem ser as causas para essas dificuldades, mas as mais comuns são:

- **Distúrbios sensoriais**: textura das escovas de dentes e de cabelo ou do sabonete e/ou shampoo; sabor da pasta de dentes.
- **Dificuldade de linguagem**: incapacidade de comunicar incômodo, dor ou vontade de usar o banheiro.
- **Disfunções executivas**: dificuldade em lembrar ou seguir etapas para atividades como lavar as mãos, ir ao banheiro fazer xixi, ou a sequência correta para a escovação.
- **Dificuldade motora de execução dos movimentos**: movimentos com a escova de dentes ou lavagem das mãos.

Diante das inúmeras demandas e da complexidade das intervenções que o autismo exige, percebo, em minha prática clínica, uma grande dificuldade das famílias no que diz respeito à sistematização da higiene bucal das crianças autistas como parte da rotina diária.

A literatura mostra que crianças com TEA podem ter um risco maior de desenvolver cáries, lesões periodontais, alteração do microbioma oral e, por causa de sua hiperatividade e suas atitudes estereotipadas e autolesivas, uma maior probabilidade de ter traumas orais. No entanto, todas essas doenças podem ser, se não eliminadas, reduzidas, graças a abordagens preventivas personalizadas e a um modelo educacional personalizado correto para o paciente com TEA.

Sendo essa minha área de atuação como odontopediatra, listo aqui algumas orientações para que os pais possam implementar em suas rotinas, tornando o processo de escovação mais leve para todos.

- **A escovação deve ser feita a partir do nascimento do primeiro dente**, porém a boca já deve ser higienizada após as mamadas desde o nascimento do bebê.
- **Escolha a escova certa**: prefira escovas de cabeça pequena e cabo longo, pois ajudarão no alcance de todas as regiões da boca. Considere o uso de uma escova elétrica caso seu filho tolere a trepidação e o som da escova.
- **Brinque de boca aberta, boca fechada**: ensinar de forma lúdica é a maneira mais eficaz. Você pode usar fantoches, bonecos ou figuras para treinar essa habilidade.
- **Use pistas visuais**: crianças autistas se adaptam muito bem às atividades mostradas através de figuras. Coloque um quadro de imagens de escovação de dentes na parede onde a escovação acontece e siga cada estágio para auxiliar na escovação. Pesquisas mostram que imagens/recursos visuais ajudam a melhorar a higiene oral em crianças autistas.

- **Escolha cremes dentais sem sabor**: o sabor do creme dental pode ser um obstáculo à boa escovação se a criança não tolerar o sabor ou se gostar muito e desejar ingerir a pasta de dentes. A pasta de dente ideal DEVE CONTER FLÚOR em concentração a partir de 1.000 ppm (essa informação você encontrará escrita atrás das embalagens).
- **Use quantidades muito pequenas e não molhe a escova**, evitando o desconforto de ter muita espuma na boca e acabar ingerindo a pasta. A quantidade de pasta de dentes indicada é: para crianças até 3 anos, uma porção do tamanho de um grão de arroz, duas vezes ao dia, e crianças a partir de 4 anos, uma porção do tamanho de uma ervilha, duas vezes ao dia.
- **Conte junto com a criança o tempo necessário para a escovação (2 minutos)**: use timers, despertadores, cante músicas ou conte os números. Faça o que funciona para o seu filho.
- **Introduza um sistema ou gráfico de recompensa**: use um gráfico de marcação/coloração após cada sessão de escovação e uma recompensa poderá ser dada por uma semana de escovação bem-sucedida.
- **Seja o exemplo**: mostre que você também cuida da sua saúde bucal e faça da escovação um momento divertido de cumplicidade.

Conclusão

A grande maioria das crianças deverá evoluir para uma funcionalidade independente se for tratada da forma correta, portanto, não se desespere! Conhecimento, calma e constância são alguns pilares para um tratamento assertivo. Esteja presente na vida do seu filho e aprenda com ele, mas, acima de tudo, acredite no potencial da sua criança!

Referências

CASTRO, T. O que é autismo? *In*: *Perspectivas legais*: autismo e a busca por justiça. São Paulo: Literare Books, p. 25 a 31, 2024.

FERRAZZANO, G. F. *et al.* Autism spectrum disorders and oral health status: review of the literature. *European Journal of Paediatric Dentistry*, v. 21, n. 1, p. 9-12, 2020. DOI: 10.23804/ejpd.2020.21.01.02. Acesso em: 8 jul. 2025.

KARP, E. A.; KUO, A. A. Maternal mental health after a child's diagnosis of autism spectrum disorder. *JAMA*, v. 313, n. 1, p. 81-82, 2015. Disponível em: https://doi.org/10.1001/jama.2014.11187. Acesso em: 18 jan. 2025.

SANTOS, A.; FUCKS, A. Equipe multiprofissional integrada: a intervenção que se compromete com resultados para pais, profissionais e gestores. *In*: *Simplificando o autismo para pais, familiares e profissionais*. São Paulo: Literare Books, p. 73-79, 2023.

SOCIEDADE BRASILEIRA DE PEDIATRIA. *Transtorno do espectro do autismo*: manual de orientação. Departamento Científico de Pediatria do Desenvolvimento e Comportamento, n. 5, abr. 2019. Disponível em: https://www.sbp.com.br/fileadmin/user_upload/21775c-MO_-_Transtorno_do_Espectro_do_Autismo.pdf. Acesso em: 4 set. 2025.

AUTISM SPEAKS. 100 Day Kit for young children. Disponível em: https://www.autismspeaks.org/tool-kit/100-day-kit-young-children. Acesso em: 19 jan. 2025.

CAPÍTULO 15

| Prática clínica

Do sonho à intervenção no autismo e o tripé família, clínica e escola

O presente capítulo tratará da prática profissional em psicologia da autora e sua escolha pela abordagem de atuação, bem como sua trajetória no atendimento ao transtorno de espectro autista (TEA) até o momento, mencionando seus primeiros casos de atendimento e a importância do tripé família, clínica e escola.

Elisandra Coelho de Carvalho

ELISANDRA COELHO DE CARVALHO

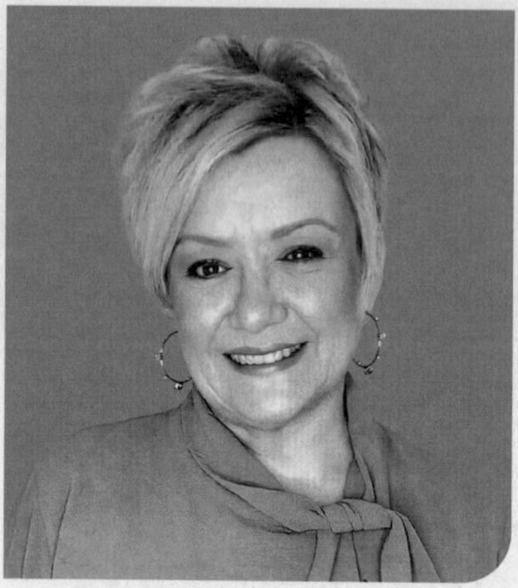

Graduada em Psicologia (2021), Pedagogia (2017) e Economia (2005), além de MBA em Gestão Estratégica de Negócios (2014), especialista em Docência do Ensino Superior (2018), Neuropsicologia (2022), Análise do Comportamento Aplicada ao Autismo e Atrasos de Desenvolvimento Intelectual e de Linguagem (2023), Psicopedagogia Institucional e Clínica (2023), e em Terapia Cognitivo-Comportamental de Alta Performance (2024). Pós-graduanda em Psiquiatria e Saúde Mental da Infância e Adolescência, em TEA, TDAH e transtornos do neurodesenvolvimento: da infância à vida adulta, Psicologia Infantil. Mestranda em Neurociências, formação em Transtornos do Neurodesenvolvimento – TND (2024), cursos/palestras TDAH (2024), Imersão Neurodesenvolvimento Infantil com Neurociência Aplicada – NINA (2025), Habilidades Sociais (2025).

Contatos: elisandra.apheto@gmail.com
Instagram: @psico.elisandracoelho
48 99191 4445

Desde muito cedo as crianças são levadas à escola para iniciar seus estudos, mas algumas infelizmente não conseguem concluí-los. Os motivos são diversos; um deles é a dificuldade financeira que acarreta a evasão escolar. No entanto, há pessoas que, mesmo com dificuldades, continuam estudando à noite e trabalhando durante o dia.

E assim foi comigo. Todas as minhas formações e graduações só foram possíveis porque estudava no período noturno, já que precisava trabalhar durante o dia. Uma lembrança da minha primeira graduação é que, como saía da empresa direto para a universidade, chegava em cima do horário da aula sem lanche ou café. Faria tudo novamente, não mudaria nenhum curso, graduação ou pós-graduação até aqui. Antes de entrar na faculdade de Ciências Econômicas, concluí o curso técnico em Segurança do Trabalho, uma forma de sair do comércio (farmácia), pelo qual sou muito grata, e ingressar na indústria, o que me permitiu entrar no setor de Recursos Humanos. Mas meus olhos estavam sempre na Psicologia, que no futuro iria cursar, também em um curso noturno.

No entanto, antes da realização do sonho, veio a segunda graduação, Pedagogia, e nela surge o primeiro sinal de que talvez a rota profissional seria mudada. De fato, ao finalizar a faculdade, já cursava Psicologia, e estava em pós-graduação de Docência do Ensino Superior; enfim, estava com três cursos em andamento e algumas formações concomitantemente.

A Psicologia sempre foi a faculdade desejada, esperada. Meus olhos brilhavam a cada aula e sou muito grata a cada professor que contribuiu para meu desenvolvimento profissional.

Após cinco anos de graduação e já cursando pós-graduação na área da Psicologia, fiz a segunda pós, em Análise do Comportamento Aplicada ao Autismo (ABA), cujo ensino era voltado à intervenção, com professores competentes e disciplinas focadas. Essa construção pessoal foi importante para a profissional que se dedica hoje ao atendimento de crianças no transtorno do espectro autista (TEA), às famílias atípicas, à orientação da equipe de psicólogos e também à administração da clínica, juntamente com minha sócia.

Casos clínicos

Caso 1 – O início: para sempre no coração

Quando eu ainda estava cursando Psicologia, já no 7º semestre, uma família que conhecia entrou em contato pedindo que atendesse como aplicadora ABA de uma criança de três anos, iniciando a oralização. Na ocasião eu já pensava em atender no futuro em Psicanálise, mas, em um primeiro momento, declinei porque ainda não estava formada. A família, no entanto, argumentou que para ser aplicadora não era necessário (nessa época eu não tinha conhecimento da hierarquia no atendimento) e que eu já tinha também Pedagogia, então concordei em participar de uma visita do supervisor do caso na residência da família. A partir daquela reunião, passei a ser a aplicadora da criança, que acompanhei por algum tempo. Foi uma experiência maravilhosa, pois foi possível ver na prática as suas aquisições de comportamento, o que fez com que minha vontade de seguir em Psicanálise no atendimento ao TEA desse lugar à Análise do Comportamento Aplicada, abordagens antagônicas.

As escolhas que fazemos sempre implicam em abrir mão de algo, entretanto, no âmbito profissional, mostrou-se necessária, devido às evidências encontradas.

Psicologia e Análise do Comportamento Aplicada são ciências distintas, unidas, proporcionam um atendimento estruturado, com objetivos, dados e programas de ensino ou de intervenção individual, no estudo do comportamento humano.

Caso 2 – Eu te amo

Como estava atendendo na residência da criança e sendo supervisionada, fui convidada a atender na clínica. Aceitei e, então, o segundo aprendiz passou a ser atendido no turno da manhã. Criança bonita (todos são bonitos), de quatro anos, com algumas fugas de demanda. No entanto, ela teve aquisições de aprendizagem que também foram essenciais para saber que eu estava no caminho certo, e que estudar seria para sempre, pois sempre há algo novo que emerge no atendimento ao TEA. Nesse caso, algo que nunca esquecerei, e que me motiva todos os dias, dá significado ao meu trabalho, foi um questionamento da família: "Quando ele vai dizer 'Eu te amo'? Porque nós sempre dizemos a ele". Essa pergunta fez meu coração apertar. Então respondi que não podia prometer, mas íamos nos empenhar, eu e ele. E, de fato, todos os dias inseria no programa de ensino dele o "eu te amo". Assim que ele emitiu esse comportamento, depois de alguns dias, ao sair do atendimento da criança, eu disse ao familiar que o recebia: "Por favor, fique na altura da criança e diga 'Eu'". Após a palavra "Eu" emitida pela pessoa, ele imediatamente continuou "te amo". Não tem preço um momento como esse. E o melhor aconteceu: a criança generalizou com outros membros da família. Guardo para sempre, na memória e no coração, a imagem daquele dia.

Caso 3 – Às vezes desafia, e quase sempre segue instrução

Criança de sete anos, não oralizada, emitia ação após receber a instrução, com alta frequência. Em alguns momentos apresentava comportamentos interferentes, mas logo retornava ao comportamento esperado. Gostava muito do sol, de deitar ao sol e ficar afastando pernas e braços. Quando a piscina era instalada, também gostava desse banho. Seu sorriso de satisfação quando comia algo novo é inesquecível. Progrediu nos atendimentos, obteve aquisição de novos comportamentos, de acordo com seu programa de ensino, vinculou com a terapeuta após algumas semanas de contato. A criança evoluiu com a adoção da Comunicação Aumentativa Alternativa de alta tecnologia adicionada pela fonoaudiologia, o que garantiu o aumento de seu repertório e possibilitou avaliar marcos do desenvolvimento que ainda não pontuavam.

Caso 4 – Do choro à fala

Criança de dois anos e seis meses iniciou apenas com fonoaudiologia. Depois, foi encaminhada à psicologia. No primeiro atendimento chorou. Ocorreram várias tentativas de aproximação da terapeuta, até que, em uma última tentativa, após jogar bolinhas de pelúcia coloridas no chão, me afastei. A criança começou a juntar, acalmou-se e esse foi o início de muitos atendimentos. Com as especialidades trabalhando juntas, a criança ganhou repertório, conseguiu falar, brincar de maneira funcional, se desenvolver, socializar, dialogar com a mãe, o pai, o irmão e familiares, na escola, enfim, em todos os ambientes, o comportamento generalizou.

Caso 5 – Minecraft

Criança de cinco anos, com linguagem, mantendo diálogo como um adulto, no primeiro atendimento contou muito sobre si: seus gostos, seu aniversário, um pouco sobre sua família. Mais tarde, foi diagnosticada com transtorno do déficit de atenção e hiperatividade (TDAH). Nos atendimentos, gostava de dançar, correr, pular, e eram dados alguns momentos para que se exercitasse. Depois, seguia a instrução de sentar e fazer a atividade proposta. Uma criança ímpar, sempre com muito amor pela família. Na escola era um desafio, ora não compreendido, ora impulsivo. Gostava muito do Minecraft, reforço oferecido após as demandas (Lego Minecraft). Manteve-se em desenvolvimento e melhorando o comportamento, às vezes, emitindo comportamentos interferentes, sendo atendido não apenas em ABA, mas em terapia cognitivo-comportamental (TCC).

Caso 6 – Eu sou lindo

Criança de dois anos e três meses, começando a correr, iniciando a oralização, sorridente, que no período de terapia desenvolveu a fala, o brincar funcional, realizava interação social com o par. Mais tarde, precisou mudar de Estado e seguiu se desenvolvendo, aprendendo, brincando. Um menino adorável, que em determinada demanda tinha a frase: "Eu sou lindo", e ele é.

Gostaria de deixar aqui esses seis casos como representação de todos os aprendizes que foram e são atendidos na clínica. Para falar de cada um eu precisaria não de um capítulo, mas sim de um livro, pois tenho um sentimento e uma emoção diferentes para cada um deles e cada conquista alcançada, o aumento de repertório, a redução de um comportamento interferente, e uma família acolhida e feliz, buscando o melhor para seu filho. Agradeço a confiança das famílias no meu e no nosso trabalho na clínica, pois, a cada atendimento, é a joia mais preciosa de uma mãe e um pai, vô, vó e demais familiares que estão sob meu e nosso cuidado.

A intervenção

Como comentado anteriormente, a escolha por trabalhar com análise do comportamento aplicada ao autismo se deu a partir da primeira criança atendida, por perceber o desenvolvimento acontecendo, o aumento de repertório, a aquisição de habilidades. Você pode estar se perguntando: "É sempre tranquilo? Fácil? O vínculo acontece rápido?". A resposta é: depende. Há vínculos rápidos, há os que demoram alguns dias, há aqueles que em todo o atendimento construímos. O comportamento nem sempre é colaborativo. Ainda nos atendimentos podem ocorrer birras, fugas de demanda, alto custo de reposta, dependência de dicas, enfim, muitas barreiras de aprendizagem – que precisam de intervenção. As habilidades ainda não aprendidas precisam de um programa de ensino individualizado (PEI), criado após avaliação com a criança, com instrumentos e protocolos de acordo com a idade e desenvolvimento do aprendiz.

Família

Entender as necessidades de cada família que nos procura é essencial para um atendimento de excelência. Dessa forma, temos o primeiro encontro sem custo, que denominamos "Acolhida". Nesse atendimento, nos dedicamos a ouvir com cuidado as demandas dos pais ou responsáveis ali presentes, intervindo com perguntas sobre o laudo médico (quando há), sobre o sono de cada criança, seus marcos de desenvolvimento no primeiro ano de vida, entre outras, quase uma entrevista de anamnese. Com essas informações já compreendemos como está a família e como está se desenvolvendo essa criança em seu ambiente. Quando a criança acompanha a família na Acolhida, há oportunidade para já observá-la e, surgindo questionamentos, já há possibilidade de esclarecer com os pais ou responsáveis. Orientar a família quanto à comunicação e ao manejo com a criança nas aquisições de comportamento, bem como nos comportamentos interferentes, também fazem parte de todo o atendimento.

Clínica

No início dos atendimentos, como mencionado, atendia como aplicadora ABA e era supervisionada por um profissional da Psicologia. Trabalhei em clínica particular, prestando serviço, na qual permaneci por pouco mais de um ano. Depois, decidi sair e buscar novos projetos. Minha amiga e fonoaudióloga Beth já havia saído, e pensamos em trabalhar juntas, então começamos a nossa clínica, primeiro em dois cômodos cedidos pela mãe dela e, com aproximadamente dois meses, locamos a primeira sala de 42 m², com oito tatames, quatro para cada uma, pois buscávamos atender famílias que muitas vezes não conseguiam acesso a outras clínicas. Nosso objetivo sempre foi trabalhar pela causa, nunca apenas por recursos financeiros, mas contribuir com famílias e aprendizes que precisavam de atendimento.

Uma empresa, para existir, precisa de lucratividade para reinvestir e poder se ampliar, contratar profissionais, mas de nada adianta tudo isso se não tiver amor no seu trabalho. Tanto é que o nome da clínica é Apheto, com significado para ambas as sócias e com uma escolha pelo afeto, pelo ensino com responsabilidade, dentro dos preceitos da ciência que escolhemos trabalhar. Hoje somos mais de 30 profissionais de diversas especialidades da saúde e da educação empenhados e dedicados aos atendimentos.

Escola

A escola muitas vezes é o segundo grupo social da criança, onde também emergem situações que precisam ser repassadas aos pais. Geralmente é na escolinha infantil, ou nos anos iniciais, que a professora se atenta para alguns sinais ainda nem observados pela família, e expõe aos responsáveis, sugerindo encaminhamento a terapias e ao médico para investigação de TEA, ou outra suspeita. E o trabalho do psicólogo ou da equipe multidisciplinar é também visitar a escola, dialogar com os professores, observar a criança em sala, conversar e auxiliar os docentes na construção do PEI na instituição, elaborando objetivos reais àquela criança, podendo demonstrar seu progresso durante o período letivo. A psicóloga e/ou equipe multidisciplinar pode promover reuniões entre pais, clínica e escola, estreitando laços em prol do desenvolvimento da criança.

Para encerrar, agradeço a Deus, que possibilita todos os dias a continuidade nos meus estudos, a minha saúde e vida, e também à minha família e parentes, às famílias atendidas e que continuam em atendimento, à minha sócia e a equipe de profissionais que vivem a Apheto, aos meus professores desde o jardim de infância (quando não interagia com as crianças e ficava atrás da professora), e aos colegas deste livro, pois vivemos esse sonho juntos.

Referências

MARTONE, M. C. C. *Tradução e adaptação do Verbal Behavior Milestones Assessment and Placement Program (VB-MAPP) para a língua portuguesa e a efetividade do treino de habilidades comportamentais para qualificar profissionais*. Tese (Doutorado em Psicologia) – Universidade Federal de São Carlos, São Carlos, 2017, p. 164-190.

SELLA, A. C.; MENDONÇA, D. R. (Orgs). A*nálise do comportamento aplicada ao transtorno do espectro autista*. 2. ed. Curitiba: Appris, 2024, p. 195.

CAPÍTULO 16

Um olhar além do diagnóstico

A comparação não norteia; um diagnóstico com precisão, sim

Neste capítulo, abordo nossas experiências e os caminhos trilhados frente ao diagnóstico do nosso filho. Somos passíveis de nos inspirarmos, e tudo bem, mas, quando o assunto é um espectro, o que devemos considerar é a individualidade, e isso sim muda a história e faz toda a diferença.

Elizângela Santana

ELIZÂNGELA SANTANA

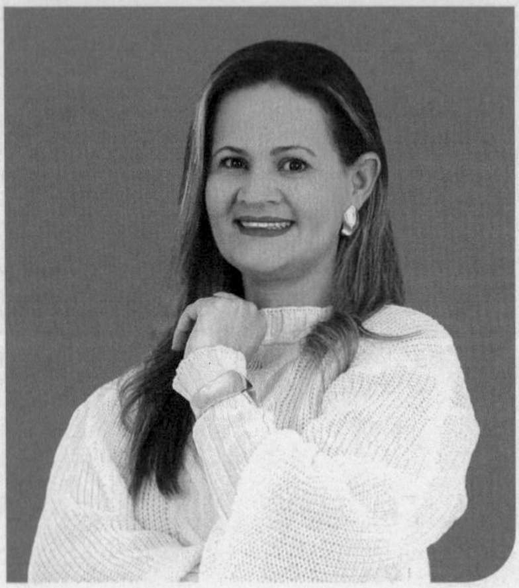

Pedagoga com especialização em Psicopedagogia Clínica, Gerenciamento Pedagógico e Planejamento. Especialista nas linhas dos Marcos do Desenvolvimento Infantil. Terapeuta ABA (Análise do Comportamento Aplicada) pela Academia Brasileira do Autismo. Fez aprimoramento em Rastreio de transtorno de aprendizagem × dificuldade de aprendizagem.

Contatos: lacosdodesenvolvimentoinfantil@yahoo.com
elisantanajc@hotmail.com
Instagram: @lacosdodev.infantil
@elisantana.psico
75 99965 7102

O diagnóstico, com certeza, não é a maternidade com que sonhamos, que idealizamos e, quando ele chega, é comum um turbilhão de emoções e questionamentos. Não sabemos como lidar com o improvável, nunca estamos prontos para que ocorra conosco, em nossas vidas, na nossa história. Mas e quando de fato essa realidade é nossa?

Quando a dor do luto passa e a luta se torna a parte mais importante desse cenário, a família é o pilar primordial nesse contexto.

Neste capítulo, convido você a conhecer o outro lado do diagnóstico, o que está além dos conceitos prévios, do que pensamos saber e conhecer, a partir das experiências da nossa família. Eu sou Elizângela Santana, psicopedagoga clínica, mamãe de Miguel e Arthur, esposa de Nilton César. Parecemos uma típica família brasileira, mas, não, somos uma atípica família brasileira. Inicio com alguns questionamentos pertinentes:

- Como a família recebe o diagnóstico?
- Quais os caminhos a serem trilhados?
- O que sabemos sobre os transtornos?

Nessa perspectiva, nosso relato talvez não seja dos mais esperados. Em um diagnóstico, além das informações técnicas e profissionais, o acolhimento sempre será uma palavra e uma atitude de ordem. Em um momento de incertezas, o direcionamento exato é fundamental, e conosco não foi assim. De maneira rude, o profissional nos afirmou que nosso filho caçula, Arthur, era autista. Naquele momento, lembro-me de ter feito alguns questionamentos, sem êxito nas respostas. Sem o direcionamento preciso, o caminho de volta para casa foi extremamente doloroso. Enquanto chorava copiosamente, me perguntava o que poderíamos fazer enquanto família. O que estava ao nosso alcance? A opção que tínhamos era promover ao nosso filho o tratamento adequado, e assim teve início a nossa jornada em um mundo atípico.

Quais os caminhos a serem trilhados?

O ano era 2020 e nosso filho Arthur estava com dois anos de idade. Especialista nas linhas dos marcos do desenvolvimento infantil, percebi que ele apresentava atrasos consideráveis nas habilidades esperadas para sua faixa etária, com prejuízo que comprometia seu desenvolvimento global, tais como: inabilidade social, falta de contato ocular, estereotipias, o brincar simbólico, alta resistência a frustração acompanhada de rigidez cognitiva, além de andar a maior parte do tempo na ponta dos pés, sem nenhuma intenção de verbalização. Como comorbidade no espectro, Arthur possui transtorno de déficit de atenção com hiperatividade (TDAH).

Estávamos em um ano de pandemia e, devido às restrições sociais, não foi possível iniciar o processo terapêutico com a equipe multidisciplinar. Ainda com o uso de máscaras, iniciamos o acompanhamento com a fonoaudióloga, e lutamos bastante por uma vaga com uma profissional especialista em TEA. Nunca estaremos sozinhos na caminhada, Deus sempre cuidará de nos apresentar pessoas especiais. Exalto aqui a fonoaudióloga Cláudia Santana, que nos acolheu com amor e empatia, e, usando de sua integridade profissional, passou o caso para a fonoaudióloga Manuela Nascimento, nossa amada "tia Manu", especialista na área. Foram meses de terapias sem conhecermos o seu rosto, pela obrigatoriedade e necessidade do uso de máscaras nesse período. Somadas as angústias e o cansaço físico e mental, Arthur parecia não evoluir, mas só parecia. Plano terapêutico implica em processo, e o que precisava ser feito estava sendo executado. Sonhávamos muito com a evolução dele, e cada passo era importante demais. Por menor que parecesse o avanço, comemorávamos e agradecíamos a Deus. Sabe o sonho de ouvir a voz? Sim, esse era o nosso maior sonho, mas as dificuldades não estavam restritas somente ao seu desenvolvimento. Nossa família precisou se encher de coragem e mudar toda rotina de vida. Moramos em uma cidade do extremo norte da Bahia, onde não havia oferta de tratamento; por isso, nos deslocávamos até Sergipe semanalmente para cumprir as demandas necessárias de terapias, à medida que as restrições da pandemia cessavam. Nesse esforço, o cansaço e o desânimo nos acometeram, porém o que nos motivava era maior. Descansávamos e continuávamos.

Os imprevistos

Somos humanos, cuidamos de outros, e nesse percurso eu tive um problema de saúde e precisei ser submetida a um processo cirúrgico delicado. Desprendida de cuidar de mim, na minha cabeça só pensava: "E agora? Como continuamos?" Meu esposo, nosso porto seguro familiar, respondeu: "Continuaremos até que você se recupere e volte conosco nessa rotina". E assim foram 90 dias de repouso.

Enquanto eu estudava nas madrugadas, meu melhor momento de concentração, durante o dia nosso lar era nosso laboratório, eu dava todas as coordenadas e orientações das atividades diárias, e assim elas eram feitas. Mudamos toda a arquitetura da casa, usamos mobília para realizar tarefas de circuitos, utensílios domésticos inseridos nas atividades de vida diária (AVDS), o sistema de comunicação por troca de figuras (PECS) como linguagem alternativa, inclusive para o desfralde. Tudo isso até que a sonhada e desejada comunicação verbal acontecesse. E ela começou a acontecer! Comemoramos muito quando, aos quatro anos, vieram as primeiras palavras: papai, mamãe, dá, esse... quase sempre monossilábico. E assim fomos ampliando o repertório até obtermos uma comunicação verbal funcional, com o suporte de toda a equipe multidisciplinar, pois várias habilidades antecedem a comunicação verbal, e reabilitar é valorizar os pequenos esforços diários e entregas extraordinárias de grandes profissionais.

O que sabemos sobre os transtornos?

Com todos esses questionamentos acerca do que pensamos saber, daquilo que muitas vozes, sem conhecimento profundo, afirmam, da entrega desencontrada na internet, surge a inquietude. A neurociência agora é minha realidade diária. Estudos recentes e pesquisas começaram a fazer parte da rotina que iniciei por motivação e virou minha paixão, para compreender a complexidade de como o cérebro funciona e, nesse caso, um cérebro neurodivergente.

Quebrando paradigmas: dificuldade × potencialidades

Quem nunca ouviu a expressão "ônus e bônus"? Vamos colocar assim: em tese, estamos falando de um espectro com suas particularidades, que trazem consigo dificuldades e potencialidades. Elencada na dor do luto ao receber o diagnóstico do meu filho, trouxe para a dor daquele momento as informações rasas que eu tinha a respeito do conhecimento que me era familiar. Comparei-o ao que tinha como referência de transtorno e, ali, parecia condicionar todo o futuro do meu filho – até compreender as individualidades. No espectro, sim. Iguais? Não.

O diagnóstico para além do que idealizamos

Um dia, o nosso sonho pode ser que o nosso filho fale; no outro, que se apresente com os coleguinhas nas datas comemorativas da escola; ou, quem sabe, brinque com outras crianças no parquinho. E, acredite, isso já seria o suficiente para uma maternidade atípica feliz.

Mas e quando as potencialidades perpassam as nossas expectativas, quebrando todos os paradigmas e contrariando as angústias da família, assim como os comentários desnecessários de quem só conhece o superficial – "Ah, tão lindo, nem parece autista" –, anulando todo o esforço diário de muita gente por trás dessa evolução? Tudo bem. Quantas vezes pensamos assim também, ou de forma parecida? Quantas vezes, como família, nos preocupamos com o futuro, como se felicidade e destino precisassem de modelo? Permitimo-nos criar padrões: como serão, se irão estudar, casar, viajar... São tantas as implicações por estarmos presos ao peso do diagnóstico, que nos impedem de olhar além dele.

Olhar justamente para quem está no espectro, para um cérebro que pensa, percebe, sente, vê e realiza de modo diferente, um cérebro neurodivergente.

Nessa perspectiva, que bom que, em todo processo de grandes revoluções, houve quem pensasse fora de caixa, pessoas que saíram do padrão da sistematização de pensamentos. Somos beneficiados por elas, cientistas, inventores, artistas, que protagonizam não somente suas próprias vidas, mas também mudaram a história, servindo de inspiração para futuras gerações.

Os caminhos que o TEA nos trouxe

Compartilhei neste capítulo algumas das nossas vivências: a dor do luto, a busca por um tratamento adequado, a importância da família nesse contexto e a minha paixão pela neurociência. Desde os 18 anos de idade, toda a minha vida profissional foi dedicada à educação. Sou pedagoga, pós-graduada em Psicopedagogia Clínica, especialista em Gerenciamento Pedagógico e Planejamento, atuei em várias esferas na educação, incluindo experiência em sala de aula, supervisão da educação infantil, participação como membro de mesas examinadoras de TCCs do curso de Pedagogia, supervisão de programas educacionais, além de atuar como palestrante.

Sim, aqui está uma profissional plena, feliz e realizada. Sempre fiz com muito amor tudo o que me propus realizar. Porém, era hora de iniciar um novo ciclo e esse, confesso, eu não planejei, apenas aceitei o propósito, a missão, e obedeci.

Dentro dos meus princípios, a Bíblia diz que "todas as coisas cooperam juntamente para o bem dos que amam ao Senhor". De fato, todas as coisas corroboraram para o nosso destino. Após quatro anos do diagnóstico do nosso filho e de todos os acompanhamentos, estávamos diante da evolução de Arthur. O filho não verbal agora tinha fala funcional, interação social reabilitada, e havia sido alfabetizado aos cinco anos. Agora, lembra do meu sonho? Vê-lo se apresentar na escola? Agora era real: ele se apresentou com coreografia, cantando e comemorando com os coleguinhas.

Por várias vezes fomos chamados à escola do Arthur, e as professoras sempre relatavam suas altas habilidades, relacionadas à aprendizagem. As terapeutas que o acompanham também observam isso e, quando percebermos a necessidade, vamos conduzi-lo para o teste de QI. Aos sete anos de idade, Arthur leu seu primeiro livro, uma história adaptada de Mauricio de Sousa, *Turma da Mônica e Arthur Santana em aventura no Limoeiro*.

Nossa fonte de inspiração

Diante da necessidade de desenvolver habilidades sociais em uma época de distanciamento, nasceu com Arthur a primeira escolinha particular da nossa cidade. E, com ela, a sua primeira professora, a estimada tia Jossimara. Eram poucos os coleguinhas, mas o suficiente para que essa grande profissional fizesse valer sua história, consagrando assim o Centro Educativo Aprender Mais (CEAM).

Mas não para por aí. A vida é muito boa quando estamos felizes, mas pode ser ainda melhor quando os outros também estão felizes por nossa existência. Em oração, agradecemos a Deus por ter feito além do que pedimos, pensamos ou sonhamos; eram tantas emoções, e o Senhor transformou meu choro em alegria.

Lembro-me de ter perguntado: "O que posso dar ou fazer, por tudo que tens feito, Deus?" Naquela noite, em um sonho, o Senhor me apresentou a ideia do Instituto Laços e disse: "Cumpre, em outros, o bem que a você Eu fiz; acolha, reabilite, você conhece o caminho; Eu te darei o direcionamento". Aquele sonho não saía da minha cabeça. Compartilhei com meu amado esposo, que sempre me impulsionou e afirmava acreditar no meu potencial.

Até que, certo dia, percebi que enquanto eu não cumprisse a missão, outras pessoas não seriam beneficiadas, outras crianças não seriam reabilitadas. Já não era mais sobre nós, mas sobre tantos outros. Sempre que facilitamos a vida de alguém, somos nós os mais beneficiados.

E, com medo e incerteza, mas crendo em Quem ordenou, ciente de que o propósito precisava ser cumprido, inauguramos em nossa cidade a primeira clínica especializada em neurodesenvolvimento infantil, com toda uma equipe multidisciplinar, inspirados, motivados por nossas experiências. O Instituto Laços é referência de acolhimento e entrega profissional.

"Até aqui nos ajudou o Senhor, e continuará..."

CAPÍTULO 17

ABA

A chave para estimular habilidades sociais no autismo

As habilidades sociais nem sempre são vistas com a real importância que elas têm! São habilidades fundamentais para o desenvolvimento das relações e, neste capítulo, evidencia-se a importância delas também para autistas níveis 2 e 3 de suporte, e como a Análise do Comportamento Aplicada contribui nesse estímulo, aumentando a qualidade de vida dessas pessoas.

Evelin Reinisch

EVELIN REINISCH

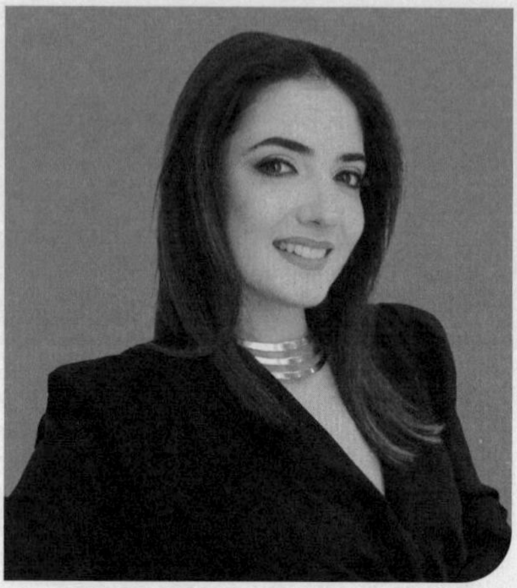

Neuropsicóloga formada pelo Ipog, especialista em Terapia Cognitivo-Comportamental pela Faculdade Unyleya, especialista em Análise do Comportamento Aplicada (ABA) para o Autismo e deficiência intelectual e em Psicomotricidade para Autismo pelo Child Behavior Institute, mestranda em Psicologia pela Universidade Católica Dom Bosco, e pós-graduanda em Habilidades Sociais pelo Instituto Zilda Del Prette. Diretora clínica da Espaço Reintegrar, clínica multidisciplinar especializada em transtornos do neurodesenvolvimento. Supervisora, palestrante e pesquisadora sobre habilidades sociais no autismo, com mais de 13 anos de experiência, comanda grupos de treinos de habilidades sociais em ambientes diversos e criou em suas clínicas salas de simulações de quarto, cozinha, mercado, escola, cinema e horta para treinos de Atividades de Vida Diária (AVD).

Contatos: evelinreinisch@gmail.com
Instagram: @psi.evelinreinisch
67 99945 0344

Há três modos gerais para conduzir as relações interpessoais. O primeiro é considerar somente a si mesmo, desconsiderando os outros... O segundo é sempre colocar o outro antes de você... O terceiro é a regra de ouro... considerar a si mesmo e também aos demais.

Joseph Wolpe

As habilidades sociais são fundamentais para o desenvolvimento do ser. É por meio delas que as pessoas conseguem se comunicar e interagir. Mas, por trás disso, existem muitas etapas a serem alcançadas e esse treino deve ser personalizado de pessoa para pessoa. Além do mais, existem nesses ambientes muitos aspectos a serem considerados, como cultura, rotina familiar, crenças, situação econômica, entre outros.

Por meio da Análise do Comportamento Aplicada (ABA), conseguimos, além de avaliar, também intervir com o treino dessas habilidades, seja em ambiente individualizado ou em grupo, domiciliar, clínico ou externo. Há, portanto, uma imensidão de possibilidades que a ABA traz para estimularmos de forma mais assertiva e efetiva possível.

Habilidades Sociais (HS)

Analisar e definir as habilidades sociais é algo mais complexo do que parece. Essas habilidades sofrem interferência do meio de maneira significativa, por exemplo, a cultura. Em algumas culturas, o beijo e o abraço são formas de cumprimentar as pessoas. Em outras, não há autorização nem para se aproximar uns dos outros. Isso, em determinados casos, pode causar estranheza e, nesse momento, as pessoas precisam estar com o treino das habilidades sociais em dia para entender que não foi falta de educação, e sim parte de uma cultura.

"É impossível desenvolver uma definição consistente de competência social, uma vez que parcialmente depende do contexto mutável" (Boldebaum, Butler; Gradara, 1981 *apud* Caballo, 2023, p. 3). Isso mostra que as habilidades e competências sociais devem ser analisadas a partir de várias perspectivas, levando em consideração, principalmente, o dia a dia da pessoa.

Embora sejam termos distintos, as habilidades sociais e a competência social apresentam uma relação de interdependência fundamental. As habilidades sociais referem-se aos comportamentos específicos que um indivíduo pode exibir (o "saber fazer"), enquanto a competência social diz respeito à capacidade de aplicar essas habilidades de forma eficaz e apropriada aos diversos contextos sociais (o "saber fazer bem"). É importante ressaltar que a competência social, para se desenvolver, necessita do domínio das habilidades sociais. No contexto do autismo, ambos os aspectos – tanto a aquisição das habilidades quanto a demonstração da competência social – são frequentemente áreas de desafio significativo.

Del Prette e Del Prette (2017) descrevem as dez classes gerais de habilidades sociais, que são:

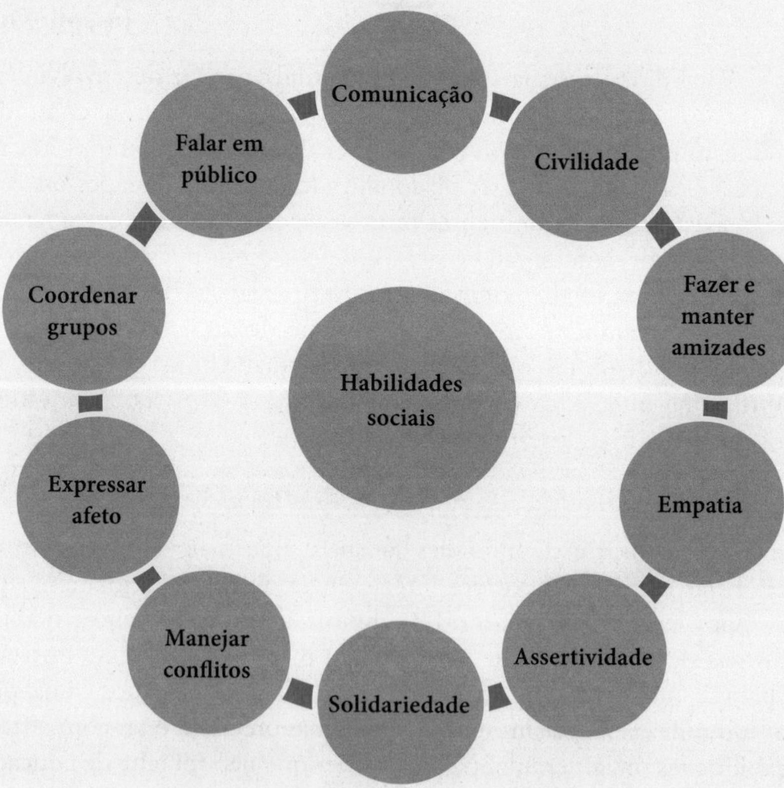

Fonte: Del Prette e Del Prette (2017).

De acordo com o período de desenvolvimento, classe social, cultura, e muitos outros contextos, essas classes precisam ser minuciosamente avaliadas e estimuladas para que essas pessoas consigam melhorar sua qualidade de vida, independente do seu diagnóstico ou nível de suporte. Para vivermos uma vida com qualidade e funcionalidade, precisamos ao longo dos anos desempenhar papéis importantes e, para isso, cumprir requisitos de comportamentos socialmente relevantes.

Agradecer, cumprimentar as pessoas, fazer pedidos, recusar de maneira educada, defender opiniões, ser gentil, manter contato visual quando está conversando com alguém, organizar situações e, não menos importante, demonstrar disposição para ajudar pessoas.

Análise do Comportamento Aplicada (ABA)

A ABA não é apenas a "chave" para estimular as habilidades sociais, mas sim o arcabouço metodológico e conceitual que permite que o treino dessas habilidades seja sistemático, eficaz, além de oferecer estratégias baseadas em evidências. Em suma, a ABA oferece as ferramentas necessárias para identificar, ensinar, generalizar e manter comportamentos socialmente relevantes.

Por meio da observação comportamental e da avaliação de funcionalidade, verificam-se as dificuldades e potencialidades da pessoa e traça-se um plano de intervenção, que deve ser discutido com todos os profissionais que a acompanham, assim como, introduzir treinos parentais, que são fundamentais para o sucesso da terapia.

Apesar do alto grau de complexidade na definição do assunto abordado, a ABA defende que essas habilidades podem ser ensinadas, modificadas e fortalecidas por meio da interação com o ambiente. Dito tudo isso, é essencial que as famílias entendam e participem dos treinos de maneira ativa. E, a partir das observações e mensurações, é fundamental verificar a necessidade de alterar as estratégias para que todos se sintam confortáveis com a intervenção.

Terapia em grupo

Essa é uma estratégia que traz resultados incríveis, mas para que isso funcione com assertividade é fundamental que os profissionais analisem o perfil de cada um dos integrantes do grupo, e avaliem se de fato todos poderão contribuir uns com os outros, levando em consideração seus atrasos, potencialidades, hiperfocos e condições emocionais. Um com dificuldade motora, o outro na fala, um outro que não consegue aguardar sua vez, ou que tem baixa tolerância à frustração. Mas todos com um único objetivo: o desenvolvimento social. Também é fundamental que esse momento seja planejado e colocado em prática de maneira gradativa e acordado com a família, apresentando um plano de trabalho para tal intervenção.

Além das dificuldades, devemos estar muito atentos às potencialidades, porque é por meio delas que vamos conseguir bons resultados na terapia em grupo. Associada com sessões individuais, conseguimos resultados ainda mais sólidos, porque conseguimos trabalhar de maneira individual as dificuldades apresentadas no grupo, como ensinar sobre sentimentos e gentileza, aprender o momento de parar com brincadeiras desagradáveis, falar sobre bullying, regras sociais, vestimentas, entre outros temas que vão se modificando de acordo com a faixa etária.

Organizando os ambientes da sessão

Por vezes, observei sessões em grupos sem planejamento e metas, situação que traz muitas consequências para o desenvolvimento dos integrantes. Sessões em grupos não são apenas para brincar com terapeutas, essas sessões precisam ter estrutura, objetivos, análises funcionais, precisam ser aprovadas pelas famílias, ter materiais preparados com antecedência e estar de acordo com o objetivo que foi traçado no início do tratamento e realinhado em cada supervisão.

Espaços estruturados e com simulação de ambientes reais trazem benefícios significativos nos tratamentos, pois se torna possível simular situações reais, em ambientes mais estruturados, podendo intervir em comportamentos disruptivos, estimular as desregulações sensoriais, dar previsibilidade do que ele pode encontrar no ambiente real, que será o próximo passo da terapia. Por exemplo: em minha clínica criei uma sala de simulação de cinema. Em sessões de grupos, as crianças precisam entrar em um consenso de qual filme irão assistir, manter comportamento adequado durante o filme, ter empatia pelo colega que apresenta dificuldades em estar ali e, depois da sessão, relatar para o responsável como foi o filme, o que ele assistiu e como era a história. Em um "simples" relato, pode-se estimular habilidades como manter a calma, comunicar-se adequadamente, usar a memória e o sequenciamento para explicar o filme, falar sobre suas dificuldades, identificação e nomeação dos personagens, criticar o que não gostou. Eles têm a oportunidade inclusive de estimular a coordenação motora e funções executivas no momento de fazer a própria pipoca.

Isso mostra a grande importância de levar em consideração os ambientes do aprendiz e torná-los cada vez mais prazerosos.

Autistas níveis 2 e 3 de suporte

Todas as pessoas precisam desenvolver suas habilidades sociais para de alguma forma aprender a se comunicar e interagir com o outro de maneira assertiva, seja com língua de sinais, olhares, comunicação aumentativa alternativa de baixa, média ou alta tecnologia (Pecs, TD Snap, pranchas de comunicação, cartões de bolso, tablets...), ou seja, oralizada ou não, todas as pessoas precisam em algum momento de sua vida fazer trocas sociais, para solicitar, agradecer, demonstrar desconforto, empatia, entre outras. Isso nos mostra que é urgente a necessidade de capacitar profissionais para darem importância aos treinos das habilidades sociais em qualquer nível de suporte.

As habilidades sociais facilitam a comunicação e reduzem a ansiedade, a agressividade, a depressão, o isolamento, dando sentido para interações que antes pareciam insignificantes. A Análise do Comportamento Aplicada, com treinos intensivos e repetitivos, ensina o aprendiz por meio do reforçamento a tornar habilidades em déficits, e que antes traziam comportamentos negativos, em habilidades aprendidas e prazerosas. Além do mais, muitas vezes, o que faltava era apenas entender o porquê daquilo.

Com várias possibilidades, os treinos de habilidades sociais aumentam a funcionalidade das pessoas e capacitam os responsáveis que veem que é possível a troca social. Aos poucos, vai se aumentando o repertório da pessoa com diagnóstico de transtornos do neurodesenvolvimento e dificuldades sociais, oferecendo mais qualidade de vida para eles e um futuro mais acolhedor.

Já ouviu dizer que um paciente nível 3 de suporte com tratamento adequado se tornou nível 1 de suporte? Pois é, tem como! Por isso, não deixe de estimular e de acreditar no potencial deles. A comunicação abre portas para a vida e as habilidades sociais abrem portas para a comunicação.

Habilidades sociais na adolescência e vida adulta

O treino dessas habilidades deve começar ainda na infância, com modelos sociais e oportunidades de aprendizado. Bloquear a criança aos acessos dessas situações extingue as possíveis tentativas de acertos e falhas de trocas sociais. Falhas sociais? Isso mesmo! Já parou para analisar que por meio das falhas somos capazes de perceber que há necessidade de mudanças comportamentais?

Chegar na adolescência e na vida adulta com competência social facilita a interação e reduz muitas situações desagradáveis da rotina, assim como abre oportunidades para bons relacionamentos, para lidar com frustrações, para saber sair de situações de conflito, para entrar no mercado de trabalho, fazer e manter amizades, além de conseguir recusar propostas em que não se sente confortável sem ser grosseiro.

Dito tudo isso, as habilidades sociais, apesar de serem um assunto pouco difundido, estão presentes no desenvolvimento de todos, com ou sem diagnóstico. Então, vamos estimulá-las, modelá-las e colocá-las nas rotinas dos tratamentos.

Referências

ABRAHÃO, A. L. B.; ELIAS, L. C. S. Habilidades sociais em crianças com TDAH: uma revisão de literatura. *Contextos Clínicos*, São Leopoldo, v. 14, n. 2, p. 705-725, maio/agosto de 2021.

ALEXANDER, J. *Ouse se importar!* São Paulo: Pé de Letra, 2023.

CABALLO, V. E. *Manual de avaliação e treinamento das habilidades sociais*. Trad. Carmen Rosa Garcia. São Paulo: Santos, 2003.

DEL PRETTE, A.; DEL PRETTE, Z. A. P. *Competência social e habilidades sociais:* manual teórico e prático. Petrópolis: Vozes, 2017.

DEL PRETTE, A.; DEL PRETTE, Z. A. P. *Psicologia das habilidades sociais*: terapia, educação e trabalho. Campinas: Alínea, 2005.

MURTA, S. G. *et al. Diferenciando baladas de ciladas*: um guia para o empoderamento de adolescentes em relacionamentos íntimos. Brasília: Letras Livres, 2011.

CAPÍTULO 18

As crianças com autismo e o encontro das vozes silenciadas no ambiente escolar

As crianças com autismo nas escolas estão nos colocando na travessia para o lugar das múltiplas inteligências nos sensibilizando ao incluirmo-nos. A voz da criança com autismo no chão da escola está unindo-se a outras vozes que, por serem diferentes, também foram silenciadas. São uma presença ocupando apenas o espaço físico não existindo nos vínculos afetivos das relações escolares.

Jaldemir Bezerra e Maique Batista

JALDEMIR BEZERRA

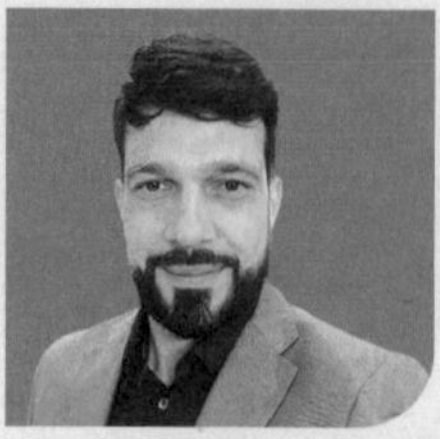

Doutor e Mestre em Ciência da Propriedade Intelectual pela Universidade Federal de Sergipe, e mestre em Ciências da Educação pela Universidad Tecnológica Intercontinental. Psicanalista clínico e institucional. Especialista em Ensino de Língua Portuguesa, Intervenção ABA aplicada ao Transtorno do Espectro Autista (TEA), Psicologia Positiva, Ciência do Bem-estar e Autorrealização, Educação Inclusiva com Ênfase em Transtornos Globais de Desenvolvimento (TGD) e Altas Habilidades, Psicologia Humanista, Existencial e Fenomenológica, Neuropsicologia, Neuropsicopedagogia, Terapia Cognitivo-Comportamental (TCC), Autismo, Neurociência, Psicomotricidade Clínica e Relacional, Pedagogia Empresarial e Hospitalar. Licenciado em Linguagens, Ciências Humanas, Ciências da Natureza e Matemática. Atua nas áreas de educação e saúde. É também escritor e palestrante.

Contato: contato@ensino-diferente.com
Instagram: @prof.dr.jaldemir_bezerra
79 99906 0552

MAIQUE BATISTA

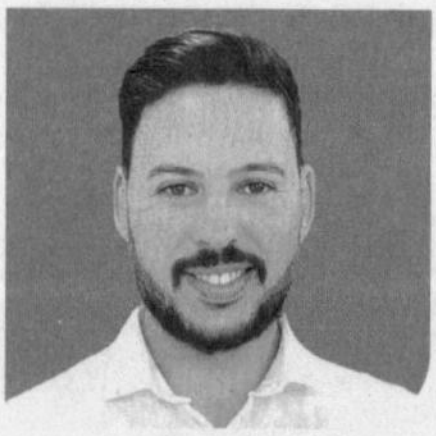

Doutor em Ciência da Propriedade Intelectual e Mestre em Ensino das Ciências Ambientais pela Universidade Federal do Sergipe. Especialista em Psicomotricidade pela UCAM; Intervenção ABA Aplicada ao Transtorno do Espectro Autista (TEA), pela FAMEESP; Neuropsicomotricidade pelo RHEMA e Educação Inclusiva com Ênfase em Deficiência Intelectual, Física e Psicomotora pela FAMEESP. Licenciado em Pedagogia e Educação Física. Atualmente é CEO da empresa Ensino Diferente, com foco na formação de profissionais em serviço. Professor de graduação no Centro Universitário Estácio Sergipe. Psicomotricista clínico no Instituto do Ser, em Aracaju/SE. Pesquisador e autor de livros e artigos nas áreas da saúde e educação, além de palestrante. Amante do conhecimento.

Contatos: https://www.ensino-diferente.com/
contato@ensino-diferente.com
Instagram: @EnsinoDiferente
@Prof.Dr.Maique_psicomotricista
79 99832 0559

Aprender é um processo interno que se modifica a todo momento, de acordo com os estímulos externos/ambientais que nos cercam (Bezerra; Batista, 2024). Para além de um olhar puramente biológico, um corpo em movimento expressa emoções, afetos, linguagens, cultura, fantasias e desejos. Por isso, cada corpo textualiza em si uma singularidade. A escola deveria ser, por excelência, a instituição facilitadora da expansão textual corporal de cada ser no processo de desenvolvimento e aprendizagem. Deve ser um espaço de construção de vínculos na relação com o outro.

Embora a compreendamos dessa forma, a história revela-nos um contexto diferente porque, para além de um lugar de encontros e aprendizagens, tornou-se um espaço silenciador e excludente. Silenciador porque, durante muito tempo, a única voz presente era a do docente; e excludente porque as vozes contrárias à do/a professor/a eram excluídas de diferentes formas, cujos corpos, em mecanismos de defesa, aprisionaram-se em si mesmos sem muito movimento interrompendo o fluxo criativo de cada ser (Fernandez, 1991). Por isso, muitas crianças e jovens nunca puderam expressar-se de nenhuma forma. Outras, quando tentaram, foram expulsas e/ou enfrentaram as consequências de se oporem à ordem.

Muitos dos sobreviventes carregam cicatrizes corporais de uma violência simbólica em cuja crença fizeram acreditar não serem capazes de se desenvolver (Bourdieu, 1998). Muitos nunca puderam ser nas formas de aprender: no ouvir, no correr, no reparar, no tatear, no sorrir, no criar, na divergência, na convergência, nas artes, na poesia, na música, na lógica, no amor, no tato, no criar, nas danças, enfim, não se permitiu às múltiplas inteligências expressarem-se para o aprender singular (Gardner, 1995).

Paradoxalmente, a referência passou a ser apenas o trabalho com o esperado, o normal; os que conseguiam silenciar na garganta a dor, o nó e o trauma de não existirem ali, mas precisarem ficar; com aqueles que se adequavam ao padrão do medo e repetição sem contexto, dos temas escolhidos para o ensino (Foucault, 1979). Aos que não suportavam o medo e a ausência de expressão, não havia espaço, sendo adjetivados de "burros", "incompetentes", "incapazes", "insubordinados", "sem futuro" e, muitas vezes, carimbados como não pertencentes à escola, não capazes de aprender, não capazes de pensar, não capazes de ser (Gadotti, 2004).

Para completar, ainda tiveram como legitimação dessa "verdade" o saber psicológico com os famosos quocientes de inteligência, os testes de QI, afirmando e demarcando o fracasso escolar como sendo única e exclusivamente expressão desses corpos, fora da média estatística da população, inclusive, em termos econômicos. Em outras palavras, a produção do fracasso escolar (Pattos, 2015).

Em nosso país, com a Constituição de 1988, define-se a educação como "direito de todos e dever do estado, da família e da sociedade" (Brasil, 1998, p. 10). Em 1996, temos a nova Lei e Diretrizes da Educação Nacional (LDB) anunciando as bases de uma educação especial e marcando um divisor de discussões sobre o tema (Freitas; Biccas, 2009).

Apesar disso, ser diferente na escola era um incômodo e atrapalhava os *modus operandi* de manutenção do pacto social assinado: "escola para todos!". Claro! Para os considerados "normais", "no padrão" e preenchedores da "ordem estabelecida". Por esse contexto, as crianças com deficiência, transtornos do neurodesenvolvimento, com altas habilidades/superdotação e/ou outras diversidades fora do enquadramento do sistema escolar estabelecido, não ocupavam lugares na escola.

É necessário fazer a travessia e aprender com as múltiplas inteligências de uma voz que está ensinando tão bem as grandes teorias da aprendizagem e, principalmente, a Base Nacional Comum Curricular (BNCC) na escola: as crianças com deficiência; as crianças com transtornos globais do neurodesenvolvimento, como o autismo; e, as crianças com altas habilidades/superdotação.

E o que essas crianças, em especial as crianças com autismo, estão nos ensinando? Elas estão nos colocando no lugar da travessia, fazendo-nos rememorar o passado, conectá-lo ao presente, para desalgemá-lo desse pretérito (Chauí, 2003). Estão nos afirmando como a sala de aula é heterogênea e o planejamento precisa considerar as diferentes formas de aprender com adaptações curriculares, de atividades e o Plano Educacional Individualizado (PEI). Projeta-nos a um futuro para a escola onde haja equidade e desenvolvimento de todos nas sutis formas de ser no mundo, escrevendo a educação do incluirmo-nos,[1] cuja premissa são as crianças apresentarem-se nas ideias, nos desejos, nas fantasias e nas imaginações.

Para Piaget (1996), na infância, a criança desenvolve-se de acordo com os desafios que enfrenta desde o nascimento. Isso possibilita a capacidade de assimilação e acomodação do aprendizado obtido com cada desafio. Esses desequilíbrios cognitivos precisam ser permanentes para incorporar um novo referencial e ampliar o repertório de experiências. Por sua vez, Vygotsky (2008) nos apresenta às zonas de desenvolvimento, a partir da relação com o mundo da linguagem e do simbólico.

Já Wallon (1989) traz a importância do movimento para a cognição e o valor do afeto como a cola necessária para o desenvolvimento global da criança. Não podemos deixar de trazer a contribuição de Carl Rogers (1977), ao nos falar do trabalho com a identidade, ou seja, cada ser. Também o processo de psicogênese da língua escrita com Emília Ferreiro e Ana Teberosky (1999) e o potencial do letramento de Magda Soares (2000). Faz congruência com as teorias anteriores o pensamento de Merleau-Ponty (1999, p. 276), ao dizer "a percepção exterior e a percepção do corpo próprio variam conjuntamente porque elas são as duas faces de um mesmo ato".

A BNCC orienta que esse processo seja desenvolvido com o campo de experiência "corpo, gestos e movimentos". Ou seja, o processo pedagógico deve possibilitar à criança expressar-se das mais variadas formas. Isso coloca em ação a pedagogia do previsto tão necessária para todas as crianças e que as vozes das crianças com autismo estão fazendo a escola efetivar. Qual é essa pedagogia? É uma das pedagogias que possibilita a educação do incluirmo-nos. A Pedagogia do Previsto. Ela é composta por quatro grupos de questões experienciadas pelo humano.

A primeira é associada ao ouvir, ao ver e ao tatear: Escuta, Presença e Diálogo, como nos ensina Paulo Freire. Sem uma pedagogia atenta do auscultar, que sente o outro por dentro, faz o outro perceber-se como existente, tornando-se uma presença capaz de diálogo, de um ir e vir de sentidos e significados, capaz de fazer o outro saber que é presença em nosso coração, **não haverá uma educação do incluirmo-nos**.

A segunda associa-se ao corpo, ao espaço e ao ser: Movimento, Contexto e Ser, como nos recorda Wallon. Sem uma pedagogia que permita aos corpos serem e experimentarem o mundo com todos os sentidos em pleno movimento, sem a possibilidade de eles expressarem os contextos e serem o que são nas maiores singularidades, **não haverá uma educação**

1 Conceito aprofundado no livro *Neuroaprendizagem: multifatorialidade da diferenciação do ser criança.*

do incluirmo-nos. Também já há uma previsão dessas abordagens, há um bom tempo, e as crianças com autismo estão fazendo uma revolução na escola ao trazerem à existência essa possibilidade para os docentes.

Já a terceira questão humana refere-se à própria existência e necessidade que temos de fazermos parte de nossa espécie: são Deslocamento, Reconhecimento e Pertencimento, segundo o pensamento de Edgar Morin. Sem uma pedagogia que nos desloca para o lugar do outro, que favoreça o reconhecimento e o pertencimento, **não haverá educação do incluirmo-nos**. Sempre se soube na educação que aprender pressupõe o contexto do ser, um deslocar-se de um lugar de suposto saber para o saber do outro; parte da premissa de reconhecer o outro e de fazê-lo sentir-se pertencente ao que somos e ao espaço/tempo que partilhamos.

A quarta dimensão humana da pedagogia do previsto refere-se ao campo da ação. Compõe-se de Abertura, Metadisciplinar e Dobra Existencial, nas palavras de vários autores da educação, da física e da psicologia existencial, como Paulo Freire, Capra, Viktor Frankl, Sartre, Heidegger, Kierkegaard, Rollo May. Sem uma pedagogia cujos sujeitos estejam dispostos a abrirem-se ao novo, a novas formas de fazer, ao criativo, ao diferente, ao inédito, ao extraordinário, e que reconheça o ser em ser o que se é (metadisciplinar-efetivado em método pelos autores em contexto clínico e escolar) e que por mais que dominemos as teorias, sempre precisaremos fazer dobras na existência porque nunca será igual, **não haverá educação do incluirmo-nos**.

No momento do existir, sempre deveremos ser criativos e tomar uma decisão: fazer como sempre ou dobrar-se, na realidade, com novas formas de existir. Igualmente às demais questões, essa concepção já é prevista e agora as crianças com autismo estão fazendo emergir no espaço escolar todas essas possibilidades.

Estão colocando à prova nossa aprendizagem de Piaget, Vygotsky, Wallon, Rogers, Dellors, Gardner, Luckesi, Hoffman, Morin e tantos outros autores que se cruzam no enraizamento do aprender.

Gratidão por estarem nos ensinando a magia do milagre acontecendo a todo momento no espaço/tempo, sensibilizando-nos a aprender, a reparar e a incluirmo-nos!

Referências

BEZERRA, J. S. B.; BATISTA, M. dos S. B. *Neuroaprendizagem*: multifatorialidade da diferenciação do ser criança. Prefácio de Vágna Shirlei Felício Santana. 1. ed. Aracaju: Criação Editora, 2024.

BOURDIEU, P. *O poder simbólico*. 2. ed. Rio de Janeiro: Bertrand Brasil, 1998.

BRASIL. Base Nacional Comum Curricular. *Ministério da Educação*. Secretaria executiva. Secretaria de Educação Básica. Conselho Nacional de Educação, 2018.

CAPRA, F. *A teia da vida*: uma nova compreensão científica dos sistemas vivos. Trad. Newton R. Eichemberg. São Paulo: Cultrix, 1999.

CHAUI, M. Convite à filosofia. São Paulo: Editora Ática, 2000.

DELORS, J. *et al. Educação*: um tesouro a descobrir. Relatório para a UNESCO da Comissão Internacional sobre Educação para o Século XXI. Brasília: Unesco, 1998.

FERNÁNDEZ, A. *A inteligência aprisionada*: abordagem psicopedagógica clínica e sua família. Trad. Iara Rodrigues. Porto Alegre: Artes Médicas, 1991.

FERREIRO, E.; TEBEROSKY, A. *Psicogênese da língua escrita*. Porto Alegre: Artmed, 1999.

FOUCAULT, M. *Microfísica do poder*. Trad. Roberto Machado. Rio de Janeiro: Edições Graal, 1979.

FRANKL, V. E. *Em busca de sentido*: um psicólogo no campo de concentração. Petrópolis: Vozes, 2008

FREIRE, P. *Pedagogia da autonomia*: saberes necessários à prática educativa. São Paulo: Paz e Terra, 2004.

FREITAS, M. C. de; BICCAS, M. de S. *História social da educação no Brasil* (1926-1996). São Paulo: Cortez, 2009.

GADOTTI, M. *Pensamento pedagógico brasileiro*. 8. ed. São Paulo. Editora: Ática, 2004.

GARDNER, H. *Inteligências múltiplas*: a teoria na prática. Trad. Maria A. V. Veronese. 1. ed. Porto Alegre: Editora Penso, 1995.

HOFFMANN, J. *Avaliação na pré-escola*: um olhar sensível e reflexivo sobre a criança. Porto Alegre: Editora Mediação, 2006.

KIERKEGAARD, S. *Temor e tremor*. São Paulo: Nova Cultura, 1988.

MAY, R. *A psicologia e o dilema humano*. Trad. C. A. S. N. Soares. Petrópolis: Vozes, 2009.

MERLEAU-PONTY, M.; MOURA, C. A. R. de. *Fenomenologia da percepção*. São Paulo: Martins Fontes, 1999.

MORIN, E. *Os setes saberes necessários à educação do futuro*. 8. Ed. São Paulo: Cortez; Brasília: Unesco 2003.

PATTO, M. H. de S. *Produção do fracasso escolar*: histórias de submissão e rebeldia. 4. ed. São Paulo: Editora Intermeios, 2015.

PIAGET, J. *Biologia do conhecimento*: ensaio sobre as relações entre as regulações orgânicas e os processos cognoscitivos. Trad. Francisco M. Guimarães. Petrópolis: Vozes, 1996.

REICH, W. *Análise do caráter*. São Paulo: Martins Fontes, 1995.

ROGERS, C. R.; ROSENBERG, R. L. *A pessoa como centro*. São Paulo: Editora Pedagógica e Universitária (EPU), 1977.

SARTRE, J.-P. *O ser e o nada*: ensaio de ontologia fenomenológica. Trad. Paulo Perdigão. Rio de Janeiro: Editora Vozes, 1999.

SOARES, M. *Letramento*: um tema em três gêneros. Belo Horizonte: Autêntica, 2000.

VYGOTSKY, L. S. *Pensamento e linguagem*. [Edição Eletrônica], São Paulo: Martins Fontes, 2008.

WALLON, H. *As origens do pensamento na criança*. São Paulo: Manole, 1989.

CAPÍTULO 19

Terapia ABA

Entre o cuidado e a controvérsia – um olhar sobre a história, as críticas e as possibilidades de intervenção

A Análise do Comportamento Aplicada (ABA) é reconhecida como ciência padrão-ouro no apoio de pessoas com transtorno do espectro autista (TEA). Apesar das evidências de sua eficácia, muitas práticas que se dizem "ABA" ignoram princípios éticos e científicos, gerando críticas. Este capítulo discute essas questões, buscando uma intervenção segura, ética e humanizada.

Juciara Abdias S. Cunha
e Renata Elly B. Fontes

JUCIARA ABDIAS S. CUNHA

CRP 19/3462

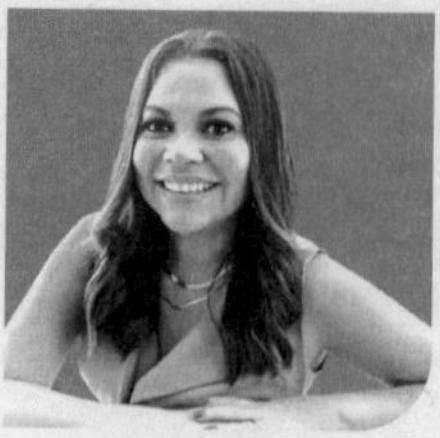

Psicóloga infantil graduada pelo Centro Universitário Estácio de Sá. Especialista em TEA pelo CBI of Miami e em Análise do Comportamento Aplicada (ABA) pelo Instituto de Educação e Análise do Comportamento. Tem formação em Neurociência do Autismo, PRT I, ESDM (introdutório), Tratamento Centrado na Pessoa, Manejo de Comportamentos Interferentes, Ética, Análise de Dados, Supervisão de Equipe, Coleta e Análise de Dados. Capacitação nos protocolos VB-MAPP, AFLS e Socially Savvy.

Contatos: juciaraabdias@live.com
79 99169 1353

RENATA ELLY B. FONTES

CRP 19/4008

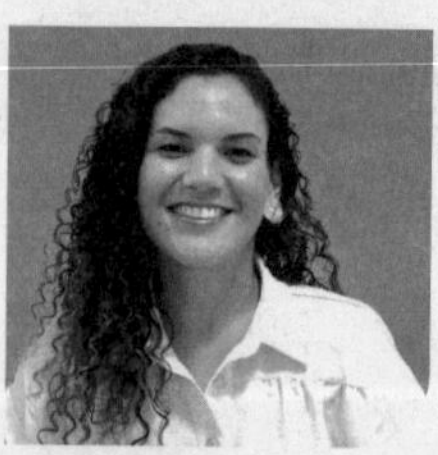

Psicóloga infantil graduada pela Universidade Federal de Sergipe. Especialista em Análise do Comportamento Aplicada (ABA) pelo Instituto de Educação e Análise do Comportamento. Pós-graduanda em Intervenção Precoce Comportamental Naturalista pelo Instituto Edward Tolman, coordenado por Thiago Lopes. Tem formação em Manejo de Comportamentos Interferentes, PRT I, ESDM (introdutório) e Seletividade Alimentar. Capacitação nos protocolos VB-MAPP, AFLS, Socially Savvy e Escala Bayley.

Contatos: renataellyfontes@gmail.com
79 99634 1412

A Análise do Comportamento Aplicada (ABA) é uma ciência que integra a análise do comportamento, fundamentada no behaviorismo radical de Skinner, que abrange tanto a vertente experimental quanto a prática aplicada. Seu principal objetivo é mensurar, controlar, prever e modificar comportamentos, por meio de intervenções planejadas promovendo mudanças em comportamentos socialmente significativos. Tais intervenções visam o desenvolvimento, a autonomia e a melhoria da qualidade de vida dos indivíduos assistidos. Para garantir que as mudanças sejam atribuídas às estratégias baseadas na ABA, é fundamental a medição precisa dos comportamentos, registrando o que acontece antes e depois de cada objetivo, comprovando que as modificações observadas resultaram das manipulações realizadas pelos profissionais (Sella; Ribeiro, 2018).

Para que uma intervenção seja reconhecida como ABA, é importante que esteja fundamentada em dimensões essenciais dessa abordagem, sendo elas: aplicada, comportamental, analítica, tecnológica, efetiva, conceitualmente sistemática e de generalização. Essas dimensões asseguram que os comportamentos-alvo são relevantes na vida da criança, que as estratégias utilizadas são compreensíveis para todos os envolvidos e que os aprendizados não ficarão restritos à clínica, mas que sejam generalizados e estendidos para contextos sociais do dia a dia, como a escola, casa e espaços públicos.

Lovaas e Wolf foram uns dos pioneiros ao aplicar os princípios da ABA em crianças com transtorno do espectro autista (TEA). A exposição dessas crianças a intervenções ABA intensivas demonstrou significativa redução de déficits e excessos comportamentais. Pensando nesse contexto, é importante compreendermos o cenário histórico e social em que a Análise do Comportamento se insere no trabalho com crianças dentro do espectro autista. A ABA surge em um período em que a institucionalização, muitas vezes em condições precárias e sem perspectivas de desenvolvimento, era a alternativa mais comum oferecida a essas pessoas. Nesse cenário, a ABA se configura como uma abordagem baseada em evidências capaz de promover mudanças comportamentais significativas, sem a necessidade de isolamento. Ao contrário, ela favorece a permanência dos indivíduos em seus ambientes naturais, assegurando intervenções mais adequadas e contextualizadas.

Muitas críticas dirigidas à ABA atualmente se referem a práticas anteriores que, embora tenham sido importantes e inovadoras, passaram por transformações ao longo do tempo. Ainda assim, algumas intervenções atuais acabam reproduzindo modelos semelhantes aos do início da ABA, o que justifica críticas relevantes, sobretudo vindas de pessoas autistas que vivenciaram essas experiências e hoje demandam por uma atuação mais cuidadosa, respeitosa e centrada na pessoa.

A possibilidade de ensinar habilidades funcionais e promover maior autonomia proporcionou novas perspectivas de vida para indivíduos historicamente marginalizados e negligenciados. É justamente esse movimento que nos propomos a abordar e discutir neste capítulo. Reconhecemos e concordamos com muitas das críticas levantadas por diversos profissionais e usuários ao longo dos anos, mas é igualmente importante estar atento às transformações nas práticas de cuidado em saúde e às novas diretrizes que orientam uma atuação mais ética, humanizada e individualizada.

Buscamos garantir e defender uma atuação que não cause danos, respeite a autonomia dos clientes, promova seus direitos, preserve a dignidade, seja justa e esteja sempre orientada pela excelência.

A ABA hoje é reconhecida como a abordagem com maior evidência científica no cuidado de pessoas com autismo. Intervenções baseadas nessa ciência apresentam grande eficácia no tratamento do TEA, especialmente se iniciadas precocemente, e devem ser tomadas como prioridade para o desenvolvimento dessas crianças (Eldevik *et al.*, 2009; Koegel *et al.*, 2014; Wong *et al.*, 2015). O autismo é um transtorno complexo do neurodesenvolvimento que acarreta déficits importantes. No entanto, a intervenção baseada em evidências tem se mostrado eficaz na redução dos sintomas do transtorno, especialmente por meio das abordagens fundamentadas na ABA.

Com a crescente comprovação de sua eficácia, especialmente com o trabalho com pessoas com TEA, essa ciência passou a se disseminar mundialmente. Esse crescimento impulsionou uma alta demanda por profissionais e serviços especializados, tornando-se uma das principais intervenções utilizadas no contexto do desenvolvimento neurodivergente. Esse cenário reforça a importância de uma atuação crítica, ética e baseada em evidências, que respeite os direitos e o bem-estar das pessoas atendidas.

Compreender os princípios, as características essenciais e os efeitos da Análise do Comportamento Aplicada é fundamental para assegurar um desenvolvimento seguro, íntegro e ético. Só assim poderemos nos afastar de intervenções inadequadas e garantir o impacto que desejamos nas vidas de tantas pessoas.

Diante disso, é necessário estarmos atentos a algumas atualizações dentro de toda trajetória da ABA. Anteriormente, o modelo de intervenção era altamente estruturado, com sessões longas e repetitivas, focando em uso de reforçadores arbitrários, sem considerar o interesse real da criança. Seu assentimento, consentimento e motivações eram muitas vezes negligenciados. Hoje, temos observado um esforço de muitos profissionais para desenvolver intervenções mais naturais, seguindo a liderança da criança, considerando seus interesses e fortalecendo sua autonomia.

O principal objetivo é estabelecer relações colaborativas, garantindo que metas e intervenções sejam constantemente avaliadas tanto pelos analistas do comportamento quanto pela comunidade envolvida.

Como ciência dedicada à compreensão e intervenção no comportamento humano, a ABA tem se tornado, ao longo dos anos, cada vez mais sensível ao contexto das pessoas com que atua. Nesse processo, surge o movimento das *Naturalistic Developmental Behavioral Interventions* (NDBIs) – Intervenções Comportamentais Naturalistas e Desenvolvimentistas. Essas abordagens unem os princípios da ABA a estratégias mais naturais e centradas na interação social, priorizando contextos mais espontâneos no decorrer da aprendizagem. Por esse motivo, sua eficácia foi amplamente divulgada, especialmente por promoverem mais motivação, engajamento e respeito às individualidades de cada aprendiz. Muitas crianças podem se beneficiar desse tipo de estratégia, assim como das estratégias de ensino por tentativa discretas. No fim, dentro da nossa experiência, a melhor estratégia a ser utilizada dependerá de uma boa observação clínica para seguir aquela que melhor se adequa à criança e a que garanta uma aprendizagem significativa.

É preciso se atentar que essas estratégias não são uma ruptura com a ABA, tampouco surgem como uma "salvação". Na verdade, esse tipo de observação está sendo amplamente divulgado midiaticamente, e precisa ser revisto e discutido, As NDBIs são intervenções baseadas em ABA, ou seja, são fundamentadas nos mesmos princípios comportamentais, utilizam análise funcional e é necessária a mensuração de todos os comportamentos. Vai muito além de sentar no chão com uma criança ou usar o que ela gosta. Precisam estar comprometidas com a modificação de comportamentos socialmente relevantes.

Portanto, não estamos falando de abordagens concorrentes ou opostas, mas de uma evolução dentro da própria ABA, propostas a partir de todas as discussões e críticas que salientamos até aqui. A ideia de que a ABA seria robotizada, rígida e arcaica, enquanto as NDBIs seriam modernas, naturais e humanizadas, reflete uma falsa dicotomia. Essas atualizações fazem parte da mesma abordagem científica. Trabalhar com rigor metodológico, ouvir as críticas, reformular estratégias e buscar novas evidências é o que caracteriza o fazer científico em que acreditamos. Separar ABA e NDBIs como se fossem caminhos opostos enfraquece o entendimento e a defesa da própria ciência, que atualmente vem sendo amplamente atacada. As NDBIs são estratégias da ABA que respondem às demandas atuais por mais sensibilidade, individualização e respeito às necessidades.

Durante muito tempo, intervenções foram conduzidas com base em práticas rígidas, por vezes inflexíveis. Uma frase bastante conhecida, "demanda dada é demanda cumprida", expressa bem essa lógica. Partia-se da ideia de que a criança deveria obedecer prontamente, mesmo que isso significasse silenciar seus sentimentos, vontades e limites.

Mas, com o passar do tempo e com a escuta ativa das famílias, dos profissionais e, principalmente, das próprias pessoas autistas, essa visão começou a ser profundamente questionada. Hoje, compreendemos que, muitas vezes, o comportamento do adulto esteve mais focado na obtenção de resultados imediatos do que na construção de interações verdadeiramente respeitosas e significativas. Em muitos contextos, as crianças eram (e às vezes ainda são) deixadas em segundo plano, sem que seus sentimentos fossem devidamente considerados (e isso vai para além da ABA): medo, insegurança, frustração, perda de acesso a reforçadores ou até mesmo exclusão de atividades prazerosas.

Esse tipo de relação pode transformar o ambiente de aprendizagem em algo aversivo e gerar impactos emocionais que se prolongam no tempo. Diante disso, uma pergunta fundamental se impõe: Como seria para qualquer um de nós responder a alguém apenas por medo, e não por vínculo, confiança ou segurança?

A resposta parece clara e evidencia o quanto precisamos cuidar para que nossas práticas sejam mais humanas, éticas e compassivas.

Hoje, o trabalho baseado nessa ciência busca ser guiado por princípios que colocam o bem-estar do aprendiz no centro: escuta ativa, acolhimento, respeito, planejamento ético e orientação cuidadosa. O objetivo da intervenção não deve ser a obediência puramente, mas sim a construção de uma experiência segura, respeitosa e colaborativa. E isso só é possível quando existe vínculo, quando a criança é vista e considerada. Hoje sabemos dos riscos de práticas que ignoram o consentimento e o assentimento da criança, ou seja, sua concordância ativa e consciente em participar de cada etapa do processo terapêutico.

Desconsiderar o assentimento é desconsiderar a própria criança, e isso a coloca em uma posição de vulnerabilidade. Ensinar uma criança a dizer "não", a expressar o que sente e deseja, a recusar um comando quando necessário e, sobretudo, a saber que sua voz importa é um compromisso ético, moral e profissional de todos que atuam com intervenção comportamental.

Crianças que aprendem a obedecer incondicionalmente se tornam mais expostas a situações de abuso ou manipulação. Por isso, ensiná-las a se posicionar, a reconhecer seus limites e a se comunicar de forma assertiva é uma forma significativa de proteção.

Compreendemos que o processo de aprendizagem infantil ocorre, sobretudo, por meio das interações com o ambiente. São essas vivências que possibilitam à criança formular hipóteses, elaborar deduções e construir significados sobre o mundo que a cerca. Nosso cérebro é naturalmente preparado para esse processo, e é por essa razão que, em casos de desenvolvimento típico, intervenções formais nem sempre se fazem necessárias, uma vez que as habilidades emergem de maneira espontânea e contínua.

A intervenção precoce é fundamental no contexto do autismo, principalmente devido à neuroplasticidade e ao que chamamos de "janela de oportunidade". Essa janela se refere a períodos específicos do desenvolvimento, em que a aquisição de determinadas habilidades ocorre com mais facilidade, em especial quando a criança é exposta a estímulos e experiências do ambiente.

Essa facilidade se dá graças à neuroplasticidade, que é a capacidade do cérebro de se reorganizar e formar novas conexões a partir dos estímulos recebidos. Por isso, quando iniciada precocemente, a intervenção em crianças com autismo pode ser decisiva. Ao oferecer estímulos adequados, promovemos o fortalecimento de conexões cerebrais essenciais, favorecendo de forma significativa o seu desenvolvimento. Por meio de experiências significativas com o ambiente, estimulamos a criação e o fortalecimento dessas conexões neuronais. É no processo terapêutico, na vivência, na troca, na repetição diária afetuosa e intencional que o cérebro encontra caminhos para se reorganizar. A intervenção é uma ponte entre o que a criança é e as infinitas possibilidades do que ainda pode vir a ser. E elas podem muito!

Referências

CONSELHO DE CERTIFICAÇÃO DE ANALISTA COMPORTAMENTAL. *Código de ética para analistas do comportamento.* [*S.l.*]: Conselho de Certificação de Analista Comportamental, 2020.

ELDEVIK, S. *et al.* Meta-Analysis of Early Intensive Behavioral Intervention for Children With Autism. *Journal of Clinical Child & Adolescent Psychology*, v. 38, n. 3, p. 439-450, 2009.

KOEGEL *et al.* The importance of early identification and intervention for children with or at risk for autism spectrum disorders. *International journal of speech-language pathology*, v. 16, n. 1, 2014.

SELLA, A. C.; RIBEIRO, D. M. (org.). *Análise do comportamento aplicada ao transtorno do espectro autista.* 1. ed. Curitiba: Appris, 2018.

WONG, C. *et al.* Evidence-Based Practices for Children, Youth, and Young Adults with Autism Spectrum Disorder: A Comprehensive Review. *Journal of Autism and Developmental Disorders*, v. 45, n. 7, p. 1951-1966, 2015.

CAPÍTULO 20

Sexualidade dos adolescentes e adultos jovens atípicos

Relatos de caso

O objetivo deste capítulo é relatar estudos de caso de adolescentes e adultos jovens dentro do transtorno do espectro autista (TEA) e sexualidade. As informações foram obtidas por meio de diálogos entre profissionais, cuidadores e indivíduos com TEA. Os relatos trazem à luz a discussão da terapêutica de uma situação complexa e evidenciam a falta de informação, orientação e estratégias voltadas para esse público.

Juliana da Silva Santos Macedo
e Milene Albuquerque

JULIANA DA SILVA SANTOS MACEDO

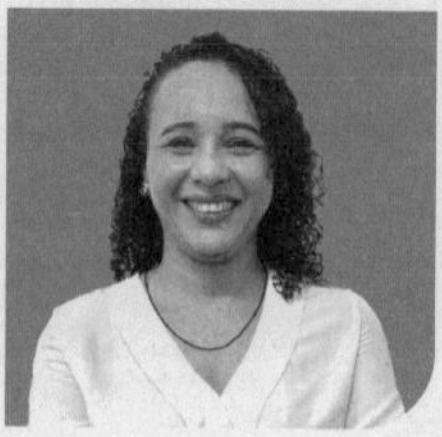

Aos 42 anos, é psicóloga formada pelo Centro Universitário Pio Décimo. Atua na área de transtornos do neurodesenvolvimento, com pós-graduação em ABA e Deficiência Intelectual para Autismo, Neuropsicologia, Desenvolvimento Infantil e Terapia Cognitivo-Comportamental. É pós-graduanda em Psicopedagogia e Musicoterapia.

Contatos: julianapsicomp@gmail.com
Instagram: @neuropsi.julianamacedo
79 99141 4889

MILENE ALBUQUERQUE

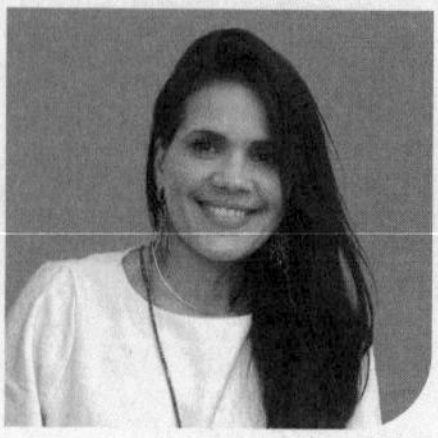

Psicóloga clínica formada pelo Centro Universitário Pio Décimo, pós-graduada em Análise do Comportamento Aplicada e Teoria Cognitivo-Comportamental e com certificações em Autismo e Transtornos do Neurodesenvolvimento (TND III e TND IV). Busca diariamente contribuir para o desenvolvimento e bem-estar de famílias com crianças e adolescentes, utilizando abordagens baseadas em evidências para promover intervenções eficazes.

Contatos: psimilenealbuquerque@gmail.com
Instagram: @psimilenealbuquerque
79 99142 3031

Atualmente, nota-se um aumento no número de diagnósticos com o transtorno do espectro autista (TEA). De acordo com o Centro de Controle e Prevenção de Doenças dos EUA (CDC), estima-se que a incidência de casos de autismo atinja uma a cada 31 crianças. Diante desses dados, percebe-se um aumento considerável em relação à última década. Além disso, por ser um transtorno do neurodesenvolvimento, os sinais estarão presentes na primeira infância e perdurarão ao longo da vida.

Com o aumento dessa incidência e das informações, observou-se uma grande preocupação com o tratamento precoce e, concomitantemente, com a busca do diagnóstico. Contudo, quando se trata do autismo associado aos assuntos que permeiam a adolescência, a disponibilidade de informações é escassa. Falta uma intervenção com orientações mais efetivas voltada para esse público em relação às demandas específicas que surgem na adolescência, dentre elas a sexualidade.

De acordo com o DSMV-TR (2023 p. 56-57):

> o transtorno do espectro do autismo (TEA) é um transtorno do neurodesenvolvimento, portanto, os primeiros sinais aparecem já na infância, caracterizado por dificuldade na interação social, comunicação; podendo apresentar também padrões restritivos de comportamentos, interesses fixos ou repetitivos e ainda hiporreatividade ou hiperreatividade a estímulos sensoriais.

E segundo Loftus (2025, on-line):

> A hipersensibilidade se refere à forma intensa de reagir a estímulos do ambiente, já a hipossensibilidade é quando há uma reação muito pequena a estes estímulos. Ou seja, indivíduos hipersensíveis podem ter aversão a toques, enquanto os hipossensíveis podem necessitar de toques mais intensos; essas alterações no sistema sensorial podem afetar as experiências sexuais.

A adolescência é definida como um período biopsicossocial que compreende, segundo a Organização Mundial da Saúde (OMS, 1965), a segunda década da vida, ou seja, dos dez aos 20 anos. Esse também é o critério adotado pelo Ministério da Saúde do Brasil (Brasil, 2007a) e pelo Instituto Brasileiro de Geografia e Estatística (IBGE, 2007). Para o Estatuto da Criança e do Adolescente (ECA), o período vai dos 12 aos 18 anos (Brasil, 1990). Em geral, a adolescência inicia-se com as mudanças corporais da puberdade e termina com a inserção social, profissional e econômica na sociedade adulta (Formigli; Costa; Porto, 2000).

Segundo Freud *apud* Bearzoti (1994), a sexualidade é inerente à condição humana, e não se restringe apenas aos órgãos genitais, mas se estende aos impulsos que motivam o ser humano a viver. Dessa forma, está presente em todos os indivíduos desde os primeiros anos de vida e, sendo assim, a sexualidade não estaria restrita apenas ao ato sexual ou à reprodução.

Diante da relevância da temática, é observada a necessidade de inclusão de conteúdos relacionados à educação sexual para adolescentes e adultos com autismo, uma vez que estes apresentam desenvolvimento físico e sexual típico. Contudo, profissionais, pais e cuidadores encontram-se diante de um desafio quando se trata da orientação sexual desse público. Os relatos a seguir foram obtidos por meio de familiares, cuidadores e pacientes que enfrentam essa realidade.

O primeiro é de uma adolescente, 15 anos, autista. Tem como queixa principal relatada pela família o "choro do nada", ou ter vontade de chorar sem uma razão aparente. Trata-se de uma jovem que não tinha amigos no âmbito escolar, e os seus intervalos eram rotineiramente aproveitados na biblioteca da escola, sendo reconhecida por ser uma leitora assídua. Os familiares e profissionais da escola não percebiam que as idas à biblioteca escondiam a dificuldade de socialização com a sua turma.

No entanto, nem a própria adolescente compreendia de onde vinha essa dificuldade em iniciar uma conversa, em se comunicar, fazer questionamentos em sala de aula, posicionar-se nas escolhas geralmente feitas por outras pessoas quando se tratava de trabalhos em grupo e até mesmo falta de encorajamento para tirar dúvidas com os professores, dificuldades que permeiam também seu ambiente familiar. Por meio do tratamento psicoterápico, constatou-se que os choros e o isolamento são também uma forma de amenizar a angústia sentida por ela, por não se sentir pertencente, se sentir diferente, de sentir e não saber expressar, de ouvir e não conseguir interpretar.

Atualmente, a jovem participa de um grupo de adolescentes, que proporciona sentimento de pertencimento, e com a nova fase surgiram novos desafios, questionamentos e dificuldades em entender os significados das palavras, piadas, trocadilhos, gestos e nuances que envolvem temas como sexo e sexualidade.

Diante do discurso dessa adolescente, junto aos relatos dos seus familiares, é perceptível que existe uma necessidade de intervenção voltada para as relações interpessoais.

O segundo relato é de um jovem de 20 anos, diagnosticado com TEA aos 13. Após o falecimento de sua mãe, passou a residir com os avós paternos, sendo a avó, de 69 anos, sua cuidadora principal. Ela relata enfrentar dificuldades relacionadas à sexualidade do neto.

A avó e a nora conversavam muito sobre as necessidades e dificuldades apresentadas pelo jovem. A avó considera que ela e seu neto têm um vínculo muito forte e, por isso, acredita que sabe lidar com ele e com o seu problema (as vontades sexuais); contudo, não sabe até quando, devido ao avançar de sua idade. A cada dia ele demonstra mais vontade de fazer sexo, inclusive relatou que a vontade é tanta que já cogitou ter relação com outro homem, mas essa seria a sua última opção.

Dentro de casa já aconteceram algumas situações, como masturbação, tentativas de carícias, perguntas sobre conteúdos sexuais, tanto com a avó, quanto com os primos menores. Em alguns dias é possível perceber que ele já acorda com a vontade, a senhora percebe, mas fica sem ação. Há momentos em que ela está deitada descansando e o jovem deita por trás e se aproxima ao máximo do corpo da avó, que se afasta, mas confessa ser muito difícil lidar com a situação.

Ela acredita que deveria submeter esse jovem a algum tratamento específico, ou à prescrição de um medicamento inibidor, pois todos os dias ele se masturba por mais de 1h30. Durante esse tempo, a senhora se sente aflita por acreditar que esse jovem está em sofrimento, uma vez que o neto já disse ter vontade de deixar esses atos, porém não sabe como o fazer.

Ainda que haja conversa entre eles, e que aparentemente ele demonstre entendimento, em pouco tempo o jovem retorna aos mesmos hábitos. Enquanto adulta, a avó busca compreender, pois enxerga o neto como uma criança em corpo de adulto. Ela acredita que houve prejuízos na vida social e sexual desse jovem por não haver aceitação do diagnóstico por parte da sua família e pela intervenção tardia.

Em meio às falas da cuidadora, é possível sentir sua inquietação e angústia. Isso a leva a considerar uma alternativa incisiva, como uma terapia antagonista (castração química), para alívio do que ela acredita ser sofrimento para esse jovem. O próprio jovem, com baixo entendimento de todas as modificações físicas, emocionais e de cunho sexual que ocorrem simultaneamente com a adolescência, também busca uma solução para seus impulsos sexuais, que no relato são referidos como um problema.

O terceiro relato é de uma adulta autista de 40 anos, que menciona os impactos sensoriais na sexualidade. Ela faz uma relação entre autistas hipossensíveis e hipersensíveis, e aponta maior dificuldade nos hipossensíveis, pois existe uma busca por sensações físicas mais intensas. Além disso, ressalta a importância de orientar autistas sobre como compreender o outro, o significado das situações e os impactos em sua vida. Mesmo sendo essencial, o tema é pouco discutido, por acharem que pessoas autistas não entenderiam.

Hoje, na fase adulta, ela compreende melhor o que viveu. Na adolescência, a hipossensibilidade e a falta de orientação sexual aumentaram sua vulnerabilidade a abusos e a intenções de outros. A falta de compreensão sobre suas sensações gerava culpa. Durante anos evitou o tema até se fechar, com medo; mas, ao perceber que não era culpada, começou a falar o que viveu. O problema central é entender as intenções. Ela se pergunta: "se não entendo, devo me isolar?" Treinos sociais precisam incluir esse tema, junto de consciência do que se sente e busca. É preciso direcionar comportamentos inadequados para evitar riscos e proteger-se de pessoas mal-intencionadas.

Esse terceiro relato revela como a falta de compreensão sensorial, orientação e treino social adequado impactou negativamente a vida de uma autista, e mostra como intervenções centradas só na infância deixam adolescentes vulneráveis.

Os relatos evidenciam que a discussão sobre sexualidade é precária ou inexistente, o que sugere um questionamento: como abordar um tema que para muitos ainda é tabu?

Familiares e cuidadores podem ter dificuldades em dialogar sobre um assunto pouco discutido nas famílias. Por isso, é necessária uma educação sexual voltada tanto para pessoas com autismo quanto para seus cuidadores, a fim de reduzir os desafios enfrentados. Dada a complexidade do tema, estratégias podem ser adotadas para reduzir dificuldades e promover bem-estar.

A seguir, algumas estratégias que podem auxiliar na orientação:

1. **Intervenção precoce**: desde os anos iniciais do desenvolvimento.
2. **Educação sexual**: conteúdos adaptados às necessidades do público.
3. **Programas de orientação**: voltados aos cuidadores e familiares, com linguagem clara e eficiente.
4. **Treino de habilidades sociais**: utilizando o interesse como oportunidade de aprendizagem.

5. **Escuta ativa**: sem julgamentos, livre de preconceitos, favorecendo acolhimento e empatia.

Nos três relatos, a falta de informações claras sobre sexualidade gera prejuízos emocionais significativos para pessoas com TEA e seus familiares. Nota-se desconforto no diálogo entre familiares, com sugestão de castração química como alternativa para os impulsos sexuais, gerando medo e incertezas acerca de tais comportamentos. Isso reflete a necessidade de educação sexual inclusiva, para lidar com tabus e impulsos sexuais ainda pouco explorados. Entendemos que a sexualidade é um tema cercado de estigmas, contudo, evidencia-se a importância de educação sexual para além dos indivíduos com TEA, e a necessidade de explanar sobre a temática para toda a sociedade, a fim de que se possa encontrar estratégias preventivas para lidar com um assunto tão relevante e pouco explorado.

Referências

AMERICAN PSYCHIATRIC ASSOCIATION (APA). *Manual diagnóstico e estatístico de transtornos mentais. DSM-5-TR.* Trad. Daniel Vieira, Marcos Viola Cardoso, Sandra Maria Mallmann da Rosa; revisão técnica: José Alexandre de Souza Crippa, Flávia de Lima Osório, José Diogo Ribeiro de Souza. – 5. ed., texto revisado. Porto Alegre: Artmed, 2023.

BEARZOTI, P. *Sexualidade*: um conceito psicanalítico freudiano. Arquivos de Neuro--Psiquiatria, v. 52, n. 1, p. 113-117, 1994. Disponível em: https://doi.org/10.1590/S0004-282X1994000100024. Acesso em: 10 maio 2025.

BRASIL. *Lei nº 8069, de 13 de julho de 1990.* Dispõe sobre o Estatuto da Criança e do Adolescente e dá outras providências. Disponível em: http://www.planalto.gov.br/ccivil_03/Leis/L8069.htm. Acesso em: 30. abr. 2025.

BRASIL. Ministério da Saúde. *A saúde de adolescentes e jovens*: uma metodologia de auto-aprendizagem para equipes de atenção básica de saúde. Brasília: Editora do Ministério da Saúde, 2007. Acesso em: 30. abr. 2025.

CDC – CENTERS FOR DISEASE CONTROL AND PREVENTION. Prevalence and Early Identification of Autism Spectrum Disorder Among Children Aged 4 and 8 Years – Autism and Developmental Disabilities Monitoring Network, 16 Sites, United States, 2022. Morbidity and Mortality Weekly Report. *Surveillance Summaries*, v. 74, n. 2, p. 1–22, 17 abr. 2025. Disponível em: https://www.cdc.gov/mmwr/volumes/74/ss/ss7402a1.htm. Acesso em: 4 set. 2025.

FORMIGLI, V. L. A.; Costa, M. C. O.; Porto, L. A. Evaluation of a comprehensive adolescent health care service. *Cadernos de Saúde Pública*, 16, 831-841, 2000.

IBGE – INSTITUTO BRASILEIRO DE GEOGRAFIA E ESTATÍSTICA. *Síntese de indicadores sociais 2007*. Rio de Janeiro: IBGE, 2007.

LOFTUS, YOLANDE. Hipossensibilidade entre indivíduos autistas. *Autism Parenting Magazine*, 13 de maio de 2025. Disponvíel em: https://www.autismparentingmagazine.com/hyposensitivity-among-autistic-individuals/. Acesso.

OMS – ORGANIZAÇÃO MUNDIAL DA SAÚDE. *Problemas de la salud de la adolescencia.* Informe de un comité de expertos de la O.M.S (Informe técnico nº 308). Genebra: OMS, 1965.

CAPÍTULO 21

Neurodiversidade na Atenção Primária

Desafios reais e o poder transformador da participação familiar

Pessoas neurodivergentes passam por diversos desafios em suas vidas, e aquelas que dependem do Sistema Único de Saúde (SUS) enfrentam ainda mais barreiras, como: a dificuldade de acesso a um atendimento inclusivo, a dificuldade em conseguir um diagnóstico precoce, profissionais sem preparo e a falta de um fluxo organizado para a continuidade do tratamento. Mas o protagonismo familiar pode ser uma forte arma para vencer mais essa batalha.

Dra. Priscila de Assunção

DRA. PRISCILA DE ASSUNÇÃO

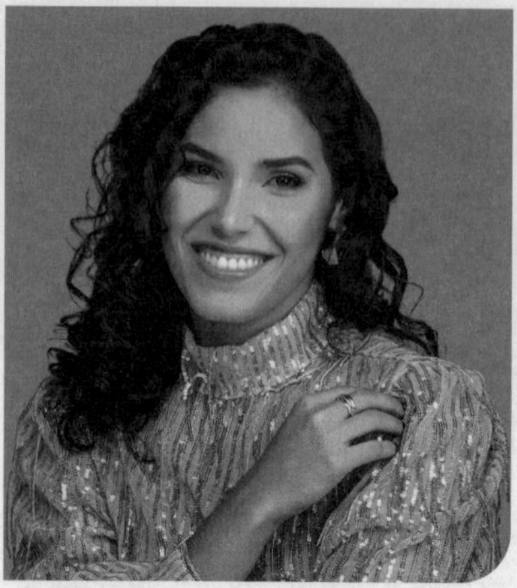

Médica formada pela Universidade Federal do Espírito Santo. Especialista em Medicina de Família e Comunidade pela SBMFC e AMB. Pós-graduanda em Neurociências e Autismo pelo INA. Possui certificação em Autismo do Dr. Thiago Castro. É pós-graduanda em TEA, TDAH e outros transtornos do neurodesenvolvimento: da Infância à Vida Adulta pelo IEPSIS; e pós-graduanda em Psiquiatria da infância e adolescência pela Afya. Experiência de mais de seis anos em Atenção Primária à Saúde.

Contatos: dra.prisciladeassuncao@gmail.com
Instagram: @dra.prisciladeassuncao
27 99816 5997

Os transtornos do neurodesenvolvimento, como o transtorno do espectro autista (TEA) e o transtorno do déficit de atenção e hiperatividade (TDAH) sempre estiveram presentes na história da nossa sociedade. Mas, nos últimos anos, ficou evidente que houve um aumento expressivo no número de diagnósticos desses transtornos, o que foi comprovado pela última atualização do CDC, com prevalência do diagnóstico de autismo em uma a cada 31 crianças nos Estados Unidos. Isso equivale a um aumento de 16% em relação aos números de 2023. Já a respeito do TDAH, temos no próprio *Manual diagnóstico e estatístico de transtornos mentais* (DSM-5-TR) que a prevalência de TDAH entre crianças em idade escolar varia entre 5-13%, o que é um número bastante expressivo. E, devido a isso, surgiu uma necessidade urgente de nos adaptarmos enquanto sociedade para incluir verdadeiramente essas inúmeras pessoas e diminuir as barreiras para sua participação ativa e no pertencimento da comunidade.

A Atenção Primária à Saúde (APS) é a porta de entrada para todos os cidadãos ao Sistema Único de Saúde (SUS) e, enquanto Médica de Família e Comunidade, percebo que há vários entraves para se chegar ao diagnóstico e à intervenção precoce de transtornos do neurodesenvolvimento, que são a base para a diminuição dos prejuízos tanto para a vida do paciente como para a de sua família. As causas para isso são muitas, sendo as principais: a falta de capacitação dos profissionais que atuam na atenção primária; o tempo limitado para cada consulta; a dificuldade em definir fluxos de atendimento, o que envolve estrutura e a mão de obra qualificada; e a falta de informação e de participação familiar em todo o processo.

Muitos profissionais de saúde ainda demonstram desconhecimento sobre os critérios diagnósticos, as estratégias de comunicação alternativa e as particularidades comportamentais de pacientes com transtornos do neurodesenvolvimento, o que acaba resultando em diagnósticos tardios, atendimentos inadequados ou até mesmo em condutas que agravam o sofrimento da criança e da família. E mesmo quando há capacitação, pela estrutura que valoriza mais a quantidade do que a qualidade dos atendimentos, o tempo limitado para as consultas também prejudica uma boa avaliação. É possível utilizar a longitudinalidade do cuidado, nesses casos, mas, muitas vezes, isso acaba por dificultar um diagnóstico e uma intervenção precoces. Além disso, a estrutura física e organizacional das Unidades Básicas de Saúde (UBS) raramente está adaptada para receber pessoas com hipersensibilidades sensoriais ou que demandam ambientes mais controlados. Ambientes ruidosos, filas longas, iluminação intensa e a ausência de rotinas estruturadas podem ser extremamente desafiadores para o indivíduo com TEA, TDAH ou outros transtornos, dificultando o acesso e a permanência nos serviços.

Outro fator limitante é a dificuldade de articulação entre os diferentes níveis de atenção à saúde e a escassez de serviços especializados na rede pública, o que obriga muitas famílias a enfrentarem longas filas de espera – que podem chegar a até dois anos, para passar pela avaliação de um neuropediatra, por exemplo –, deslocamentos para outras cidades e até mesmo a arcar com altos custos no setor privado. Isso acentua as desigualdades sociais e compromete o cuidado integral, contínuo e humanizado, que são princípios fundamentais do Sistema Único de Saúde (SUS).

Diante desse cenário, o protagonismo familiar surge como uma "luz no fim do túnel", como uma estratégia fundamental para garantir o acesso, a qualidade do cuidado e a autonomia à pessoa neurodivergente. As famílias, especialmente os pais ou responsáveis diretos, podem ser mediadores entre o indivíduo autista e o sistema de saúde, sendo responsáveis por buscar informações, cobrar encaminhamentos, monitorar tratamentos e promover a adaptação dos serviços às necessidades da criança. Além disso, quando a família estuda e se capacita sobre o transtorno presente e se compromete com o tratamento do paciente neurodivergente, os resultados são potencializados e é possível perceber uma melhora significativa em relação a pacientes que não têm esse mesmo apoio em casa. Esse protagonismo, no entanto, não deve ser visto como uma transferência de responsabilidade do Estado, mas como uma parceria ativa e necessária para fortalecer a rede de cuidados.

Famílias que se informam, se organizam em grupos de apoio e buscam capacitação tornam-se agentes transformadores dentro das comunidades e até mesmo nas próprias unidades de saúde. Elas conseguem sensibilizar profissionais, propor melhorias, participar de conselhos locais de saúde e garantir que as especificidades do autismo sejam consideradas nas políticas públicas. Em muitos casos, o envolvimento familiar também contribui para o empoderamento da própria pessoa com TEA, promovendo sua autonomia e inserção social.

Além disso, em meio à escassez de profissionais capacitados para realizar as terapias com mais alto nível de evidência, como a Análise do Comportamento Aplicada (ABA), e devido ao alto custo dessas terapias, a família pode se empenhar em estudar e aprender as técnicas necessárias para uma aplicação de alta qualidade e intensidade, o que pode contribuir para uma evolução crescente no desenvolvimento da criança neurodivergente rumo ao alcance do seu potencial máximo. Inclusive, quando há a possibilidade de se realizar as terapias propostas, a capacitação familiar se torna muito importante na identificação da qualidade e eficácia do tratamento aplicado e na replicação dos ensinamentos comportamentais em casa, para que facilite a generalização do comportamento aprendido e, consequentemente, melhore a funcionalidade, autonomia e participação social do paciente.

Apesar de o envolvimento familiar ser peça fundamental para a evolução do paciente que apresenta algum transtorno do neurodesenvolvimento, é essencial que esse protagonismo seja acolhido e respaldado por políticas públicas eficazes, por meio de ações como a formação continuada de profissionais, a criação de protocolos de atendimento específicos, a implantação de espaços sensoriais nas UBS e a garantia de uma rede de apoio intersetorial que envolva saúde, educação e assistência social, e medidas que possibilitem a propagação de informações de qualidade e cursos de capacitação para todas as famílias a respeito dos transtornos do neurodesenvolvimento.

Como exemplo de tudo o que foi exposto, trago a história de J. F., um paciente de oito anos que compareceu para atendimento médico comigo, acompanhado de R. P., sua mãe. A princípio, o motivo da consulta era pedir a realização de exames laboratoriais de rotina. R. P. relatou estar preocupada com as vitaminas de J. F., já que o menino "era muito difícil para comer", segundo as palavras da própria mãe, e muito choroso. J. F. foi acompanhado por pediatras na unidade de saúde desde o nascimento, com atendimentos regulares. Apresentou alguns atrasos motores e na fala que não foram valorizados, recebendo orientação de "esperar o tempo da criança". Durante o atendimento, foi possível perceber que J. F. apresentava fuga no contato visual, estereotipias motoras, fala monótona e monotemática. J. F. informou ter somente um amigo na escola e preferência por brincar sozinho. Relatou incômodo extremo com o barulho do recreio, preferindo ficar mais afastado do pátio. Diante de todas essas características, aventei a hipótese diagnóstica de TEA, porém não consegui concluir a avaliação completa pelo tempo padronizado de consulta na unidade referida ser de 20 minutos por paciente. Conversei a respeito da hipótese diagnóstica com a mãe, que, inicialmente, ficou assustada por não conhecer o TEA, e a orientei brevemente sobre o transtorno e solicitei que pesquisasse e retornasse em 30 dias, para continuar avaliação com relatório escolar e exames laboratoriais. No retorno, R. P. chegou diferente, feliz e concordando com a hipótese diagnóstica proposta depois de estudar sobre o tema, conforme orientação. Trouxe informações complementares dos primeiros anos de J. F. e o relatório escolar que corroboraram para fecharmos o diagnóstico de TEA com fornecimento de laudo descritivo e proposta terapêutica. R. P. é mãe solo, com renda familiar de cerca de um salário mínimo, sendo a responsável pelo sustento dela e de J. F. Na consulta seguinte, informou não ter conseguido as terapias propostas pelo SUS, e, pelas dificuldades financeiras, não poderia arcar com os custos. Orientamos a capacitação de R. P. em ABA e a entrada na solicitação do Benefício de Prestação Continuada. Com o laudo, J. F. conseguiu apoio escolar que permitiu uma boa evolução em seu desempenho nas provas. As orientações a respeito da seletividade alimentar, restrição ao uso de telas e da sensibilidade auditiva contribuíram para a diminuição de crises de choro do paciente e para melhoria da qualidade de vida de J. F. e de sua família. Em alguns meses, J. F. conseguiu o BPC e pôde iniciar as terapias propostas. R. P. replica as terapias em casa e criou um grupo de apoio para famílias atípicas. Atualmente, J. F. encontra-se em investigação de TDAH como comorbidade de TEA, mas já com muitos ganhos em relação ao início do processo diagnóstico. Esse caso evidencia o quanto é importante a capacitação familiar, profissional e algumas das barreiras que são enfrentadas pelos pacientes atípicos no SUS.

Em síntese, os desafios enfrentados por pessoas neurodivergentes na Atenção Primária à Saúde são múltiplos e complexos, exigindo respostas igualmente integradas e sensíveis. O protagonismo familiar se apresenta como uma força motriz para romper barreiras, mas sua eficácia depende de um sistema de saúde que reconheça e valorize essa participação, promovendo um cuidado centrado na pessoa e na singularidade de cada família.

Quando a família se envolve, a criança se desenvolve.

Dra. Priscila de Assunção

Referências

AMERICAN PSYCHIATRIC ASSOCIATION (APA). *Manual diagnóstico e estatístico de transtornos mentais*: DSM-5-TR. Trad. Daniel Vieira *et al.* 5. ed. Porto Alegre: Artmed, 2023.

BRASIL. Entre 5% e 8% da população mundial apresenta transtorno de déficit de atenção com hiperatividade. *Ministério da Saúde*, 20 de setembro de 2022. Disponível em: https://www.gov.br/saude/pt-br/assuntos/noticias/2022/setembro/entre-5-e-8-da-populacao-mundial-apresenta-transtorno-de-deficit-de-atencao-com-hiperatividade. Acesso em: 28 maio 2025.

BRASIL. Pela primeira vez, Ministério da Saúde inclui tratamento do transtorno do espectro autista na política nacional da pessoa com deficiência. *Ministério da Saúde*, 21 de setembro de 2023. Disponível em: https://www.gov.br/saude/pt-br/assuntos/noticias/2023/setembro/pela-primeira-vez-ministerio-da-saude-inclui-tratamento-do-transtorno-do-espectro-autista-na-politica-nacional-da-pessoa-com-deficiencia. Acesso em: 28 maio 2025.

CENTERS FOR DISEASE CONTROL AND PREVENTION (CDC). Autism prevalence rises to 1 in 31 children in U.S. *Autism Speaks*, 2023. Disponível em: https://www.autismspeaks.org/science-news/autism-prevalence-rises-1-31-children-us. Acesso em: 28 maio 2025.

INSTITUTO DE PSIQUIATRIA DO HCFMUSP. Número de alunos com autismo matriculados nas escolas do Brasil cresceu 48%. São Paulo, IPQHC, 2 de abril de 2024. Disponível em: https://ipqhc.org.br/2024/04/02/numero-de-alunos-com-autismo-matriculados-nas-escolas-do-brasil-cresceu-48. Acesso em: 28 maio 2025.

ORGANIZAÇÃO PAN-AMERICANA DA SAÚDE (OPAS). Transtorno do Espectro Autista. Brasília, *OPAS*, 2023. Disponível em: https://www.paho.org/pt/topicos/transtorno-do-espectro-autista. Acesso em: 28 maio 2025.

CAPÍTULO 22

Nem "mãezinha", nem "azul"

A advogada que virou mãe atípica

A partir do diagnóstico de autismo do filho, a autora narra como a maternidade atípica desconstruiu certezas e ressignificou sua carreira no Direito. Um relato real e sensível sobre dor, reencontro e propósito – em que a advocacia nasce do chão da vida, da empatia e da luta por inclusão.

Priscila Boaventura

PRISCILA BOAVENTURA

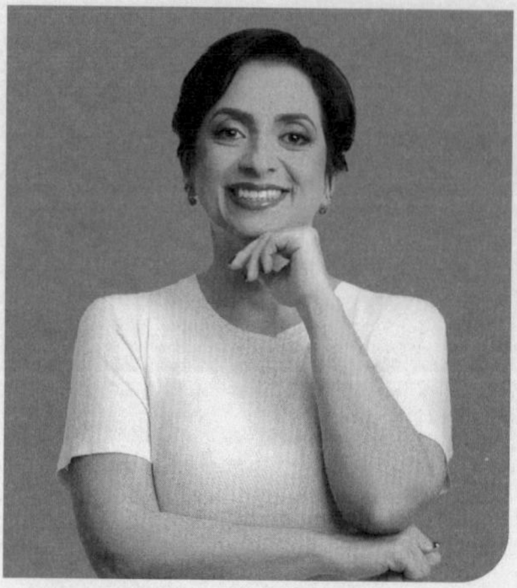

A autora é uma mulher com transtorno do déficit de atenção com hiperatividade, mãe atípica, graduada em Direito pela Universidade de Brasília, auditora de controle externo do Tribunal de Contas de Sergipe, membro da Comissão Nacional de Direitos dos Autistas da Associação Brasileira de Advogados (ABA), mestre em Administração Pública, pós-graduada em Direito Administrativo e Licitações, em Direito Público, em Inteligência Artificial Aplicada ao Direito, em Prática em Direito da Saúde e em Autismo, TDAH e Inclusão: Saúde, Família e Sociedade. Formação em curso de extensão no Transtorno Opositor Desafiador. É autora de artigos jurídicos voltados à inclusão de pessoas com deficiência e neurodivergentes. É cofundadora de um coletivo que reúne centenas de mães de pessoas autistas e idealizadora da plataforma jurídica Priscila Boaventura, voltada ao atendimento de famílias atípicas, unindo técnica, vivência e compromisso ético com uma advocacia privada mais humana e acessível.

Contatos: www.priscilaboaventura.com
priscila@priscilaboaventura.com
Instagram: @priscilaboaventura.advocacia
Facebook: @priscilaboaventura.advocacia
LinkedIn: Priscila Boaventura Advocacia
79 98118 5057
79 99141 3831

Quando tudo parecia nos eixos...

Durante muito tempo, minha história poderia ser confundida com a de qualquer outra mulher da minha classe social: estudava, conciliava a maternidade com o trabalho e buscava estabilidade profissional. Filha de um servidor público e uma dona de casa, cresci com o concurso público como destino natural.

Formada em Direito, alternei entre a advocacia e os estudos para concursos. Em 2016, após aprovação em concurso público de provas e títulos, tomei posse como Auditora de Controle Externo do Tribunal de Contas de Sergipe. Casada, mãe de três, meu caçula, Joaquim – o Juca – tinha apenas quatro meses. Durante muito tempo, minha história era essa: um retrato da classe média brasileira, que acredita no estudo como passaporte para uma vida segura.

O Direito era apenas diploma. A vida, previsível.

Mas, então, tudo mudou. O olhar do Juca se foi. O sorriso ficou distante. As palavras sumiram. No lugar da alegria, vieram silêncio, perda e uma angústia sem nome. Era início do mês de outubro de 2017, e a palavra "autismo" entrou na minha casa. Sem pedir licença. Sem manual. Sem pausa. Ganhamos um diagnóstico de autismo "regressivo", dúvidas e muitos "nãos".

> *O nascimento de uma mãe atípica não é estampado na capa de uma revista de bebês. Ele acontece no silêncio de um diagnóstico e no peso da incerteza sobre o futuro.*
>
> **Priscila Boaventura**

A primeira negativa

Angustiada com a perda de habilidades sociais adquiridas pelo Juca, fomos orientados a procurar uma médica "especialista". Em uma consulta rápida e rasa, como um "soco no estômago", ouvi que não era possível diagnosticar o transtorno do espectro do autismo (TEA) antes dos três anos. Juca tinha dois. Mas uma mãe sente. Uma mãe sabe. E naquele momento, eu tinha certeza: meu filho não era mais o mesmo.

Ainda zonza, fui ouvir outra opinião. Naquele momento, aprendi que existem profissionais... e profissionais. Mais que isso: tive a certeza de que título sem conhecimento aprofunda a dor. Foram três horas de escuta atenta e respeito. Meu marido e eu saímos de lá com um nome para aquilo que enfrentávamos.

O ano era 2017, e, infelizmente, eram comuns promessas de cura para o que meu filho "tinha". Mães, desinformadas, agarravam-se à esperança de um filho "fora do espectro". Eu me vi nesse lugar. Quis voltar à minha vida anterior. Mas meu marido, Alírio, trouxe-me à realidade de que tudo aquilo era um absurdo – emocionalmente insustentável e financeiramente inviável. Passei a entender que embora o autismo não tenha cura, há caminhos. E eu escolhi segui-los. Porém, ninguém avisou que esses caminhos seriam negados.

O segundo "não": o plano de saúde

Em 2018, autistas recebiam o mesmo tratamento dos demais beneficiários em relação ao número de sessões de terapia. À época, só do tratamento com psicoterapia, o Juca atingia o limite anual de sessões estabelecido pela Agência Nacional de Saúde Suplementar (ANS) em duas semanas. Meu marido e eu não tínhamos como custear 50 semanas do ano de um tratamento intensivo com os nossos próprios recursos sem comprometer o sustento da família.

Iniciamos nossa primeira luta judicial. Foi necessário defender a soberania da prescrição médica, a função social do contrato de plano de saúde – um contrato que lida com o direito fundamental à saúde – e, principalmente, argumentar que o rol de procedimentos da ANS é meramente exemplificativo. Graças à decisão de não aceitarmos o "não" sem antes lutar pelo "sim", conseguimos oferecer ao Juca um tratamento de qualidade.

Vieram outros "nãos": da escola, da sociedade, dos olhares enviesados. E da culpa. Alice, ainda tão pequena, começou a demonstrar sua própria forma de sentir o mundo – com sinais de ansiedade que, aos poucos, fui aprendendo a perceber. Era difícil dividir o tempo, a atenção, os recursos, mas o amor sempre foi inteiro. João, o mais velho, revelou uma maturidade comovente. Tornou-se o abraço que confortava, a ponte entre os irmãos, o olhar que dizia "estamos juntos".

E eu? Eu fazia o que podia, como podia, acreditando que estava dando conta – até perceber que, muitas vezes, era apenas sobrevivência. No ritmo automático, "tapando um santo e descobrindo outro", tentei evitar que a casa caísse. Mas é claro que ela caiu – algumas vezes. O que nos levantava era o amor, o afeto, e a certeza de que estávamos aprendendo a ser família de um jeito novo, mais forte.

> *Tudo o que faço é para que, no futuro, o João e a Alice, cada um com sua vida, liguem para o Joaquim (também vivendo de forma independente), convidando-o para um almoço, em família, não porque têm obrigação de cuidar dele porque já terei partido, mas porque são irmãos e se amam.*
>
> **Priscila Boaventura**

A maternidade atípica como renascimento

Virei especialista por necessidade. Advogada por propósito. Ativista por amor. O Direito deixou de ser apenas um diploma. Virou ferramenta de sobrevivência e transformação.

> *Passei a ter um medo maior da morte, não por mim, mas por medo de deixar meu filho caçula. E por isso dei início a um ativismo pelo meu direito de morrer em paz.*
>
> **Priscila Boaventura**

Nas salas de espera das terapias, conheci mães em luto não só pela maternidade diferente, mas também pelo fim de sonhos e projetos de vida. Com uma delas me uni para criar o TEAMÃE – um coletivo que surgiu na pandemia com menos de dez mulheres, hoje, com centenas de integrantes.

No TEAMÃE, acolhemos, empoderamos, orientamos. Não apenas por empatia, mas por identificação: quem conseguiu se levantar ajuda quem ainda tenta se erguer. A luta é coletiva. A informação é poder. A rede é salvação.

Nosso coletivo virou espaço de formação, articulação política e proposição de políticas públicas. Estar em todos os lugares passou a ser vital, porque sabemos que a ausência de políticas públicas eficazes continua nos custando tempo, saúde e esperança.

Invisibilidade materna e sobrecarga institucional

Ao anunciarmos nossa maternidade atípica, passamos a ser chamadas de guerreiras, de escolhidas por Deus. O que parece elogio são disfarces cruéis para sacrifícios e máscaras para omissão e abandono social. No Brasil, nove entre dez mulheres sofrem de burnout parental. Os graus mais altos de burnout são as mães atípicas, com filhos que apresentam desde TEA e TDAH até deficiência auditiva e intelectual (Kiddle Pass, 2024).

Na primeira infância, além da luta por tratamentos terapêuticos de qualidade e acessíveis, enfrentamos uma exclusão escolar disfarçada. Falta adaptação razoável, faltam recursos assistivos, falta formação de professores. Falta tudo, menos a resistência.

De acordo com Nunes e Santos (2010), há uma grande frustração das mães com a dificuldade de aprendizagem dos filhos e por isso maior preocupação com o futuro. Quando crescem e chegam na adolescência e idade adulta, passam a ser invisíveis. Tornam-se "normais demais" para ter direitos ou "autistas demais" para serem aceitos. Não há planejamento público para essa fase da vida. Apenas silêncio.

A Lei nº 12.764/2012, que trata da política de proteção aos direitos da pessoa autista, conhecida como Lei Berenice Piana em homenagem a uma mãe que precisou estudar para conseguir dar o diagnóstico de TEA ao seu filho, equipara a pessoa autista à pessoa com deficiência para todos os efeitos legais. Desse modo, além de toda proteção dada aos direitos mais elementares da pessoa autista pela Lei nº 12.764/2012, também se aplicam a elas os direitos consagrados às pessoas com deficiência.

O artigo 88 da Lei Brasileira de Inclusão (Lei nº 13.146/2015) tipifica como crime a recusa de adaptação razoável e de entrega de recursos assistivos para que pessoas com deficiência exerçam direitos e liberdades fundamentais. Mas o desdobramento da prática e aplicação deste artigo pelas instituições ficará para um próximo capítulo.

No trabalho, as poucas mães atípicas que conseguem se manter em atividade produtiva, quando pedem qualquer flexibilização de sua jornada, são preteridas. O direito à parentalidade é violado em nome da eficiência. Embora haja leis que garantem redução da jornada de trabalho a servidores públicos responsáveis pelo cuidado de pessoas autistas, no mercado de trabalho privado, a exclusão e discriminação ainda é regra.

É preciso deixar claro que o direito à redução da carga horária de trabalho para a mulher, independentemente da maternidade, é justiça social face o estrutural acúmulo de jornadas femininas de trabalho não remunerado. Ou seja, essa redução não é privilégio.

Cuvero (2008) destaca um maior grau de tristeza nas mães de pessoas autistas pelos prejuízos na vida pessoal e carreira profissional. No caso da maternidade atípica, o cuidar de alguém que foge aos padrões do neurodesenvolvimento exige maior presença, energia e tempo, o que empurra essas mães à informalidade, à exaustão ou à exclusão.

As barreiras sociais enfrentadas pelas famílias atípicas, em especial pelas mães, não decorrem da falta de leis, mas da total ausência do Estado (aqui compreendido em todas as suas esferas). Não se tem ainda um planejamento público para além do acolhimento com políticas assistencialistas que não chegam a todas. A assistência não pode ser fim. Deve ser ponte para autonomia. O Estado precisa mais do que acolher. Precisa garantir condições reais de cidadania. A maternidade atípica não pode ser barreira para o desenvolvimento de mulheres e, consequentemente, de seus filhos neurotípicos ou neuroatípicos.

> *Maternidade atípica não é heroísmo. É luta, amor e sobrecarga invisível.*
>
> **Priscila Boaventura**

A volta ao Direito, com outro olhar

O diagnóstico do autismo não apenas virou minha vida do avesso. Ele me obrigou a reorganizá-la peça por peça. Com o impacto da descoberta, veio a urgência. Urgência de entender, de lutar, de sobreviver ao caos enquanto buscava tratamento digno e educação inclusiva para o meu filho mais novo.

Não posso dizer que venci. Joaquim ainda é uma criança. A estrada ainda é longa. Mas, hoje, vivo uma fase de respiro. Uma trégua temporária que me permite enxergar além da minha casa e estender a mão para outras mães que ainda estão afundadas no escuro do início.

Foi nesse percurso, entre relatórios médicos e negativas, que o Direito – até então apenas uma profissão – passou a ocupar outro lugar na minha vida. Um lugar de transformação. Um caminho que, antes lógico, virou rota de amor, propósito e esperança.

Ativei meu hiperfoco. Estudei. Busquei especialização em Direito da Saúde, da Educação Inclusiva e dos Direitos das Pessoas com Deficiência. E a teoria ganhou vida.

Meu primeiro caso depois dessa reconexão não poderia ser outro: uma mãe. Sua dor falava a mesma língua que a minha. Ela me procurou em busca de justiça, mas foi ela quem reforçou em mim a certeza de que essa advocacia não era mais comum. Era vivida.

Desde então, cada ação judicial que assino carrega muito mais que argumentos jurídicos. Carrega escuta, empatia e memória. Carrega a lembrança de noites insones tentando entender um diagnóstico, de negativas do plano de saúde, de portas escolares que não se abrem, de leis ignoradas. Carrega também a força de quem viveu para transformar o luto em luta.

Hoje, minha atuação é especializada na defesa de direitos de famílias atípicas – aquelas que, como a minha, enfrentam negativas de cobertura terapêutica, omissões educacionais e a ausência de políticas públicas que deveriam ser garantidas por lei.

Atuo com conhecimento técnico, sim. Mas também com o coração de quem conhece a dor que chega antes do alívio, o cansaço que precede cada conquista, e o amor que grita mesmo quando falta voz.

O que faço hoje é a limonada que resolvi preparar com os limões que a vida me entregou. Nem sempre doce. Mas sempre necessária.

Por isso, escolhi o título deste capítulo: "Nem 'mãezinha', nem 'azul'". Porque não aceitei o papel decorativo da mãe guerreira. Porque não me reconheço na romantização de um mundo pintado de azul. Sou mulher. Sou mãe. Sou advogada. E minha causa nasceu do amor.

Conselhos para uma mãe que acabou de receber o diagnóstico

Respire. Chore. Peça ajuda. Você não está sozinha. Caminhos existem. Leis existem.

A partir de agora, você precisa de três coisas: informação, acolhimento e orientação jurídica.

Sim, o caminho é duro. Mas você está no início de algo muito maior e aqui vão orientações práticas, especialmente no campo jurídico:

- Busque apoio emocional e informação de qualidade. A solidão é terreno fértil para a culpa e o medo.
- Saiba que o autismo é reconhecido legalmente como deficiência (Lei nº 12.764/2012), com todos os direitos assegurados.
- Se o Sistema Único de Saúde (SUS) ou o plano de saúde negarem terapias prescritas, busque orientação jurídica.
- A escola não pode negar matrícula, cobrar a mais ou recusar adaptações. Isso é crime.
- Servidores públicos têm direito à redução de jornada sem prejuízo salarial, e a Justiça já reconhece o mesmo direito para empregados públicos que são responsáveis pelo cuidado de pessoas autistas ou com deficiência.
- O Benefício de Prestação Continuada (BPC) pode ser um apoio financeiro essencial. Verifique os critérios atualizados de renda e condição familiar.
- Há isenção de tributos (IPVA, IPI, ICMS) e prioridade em atendimentos. Informe-se nos órgãos do seu estado e município.

Empodere-se. Estude. Conecte-se com outras famílias. Use a lei a seu favor. E lembre-se: por mais que a trilha pareça íngreme, você não está só. Essa jornada pode ser dolorosa, mas também pode florescer em propósito.

E se um dia faltar força, que não falte rede, porque juntas somos mais fortes.

Referências

BRASIL. *Lei nº 12.764, de 27 de dezembro de 2012.* Institui a Política Nacional de Proteção dos Direitos da Pessoa com Transtorno do Espectro Autista. Diário Oficial da União: seção 1, Brasília, 28 de dezembro de 2012. Disponível em: https://www.planalto.gov.br/ccivil_03/_ato2011-2014/2012/lei/l12764.htm. Acesso em: 11 jul. de 2025.

BRASIL. *Lei nº 13.146, de 6 de julho de 2015.* Institui a Lei Brasileira de Inclusão da Pessoa com Deficiência (Estatuto da Pessoa com Deficiência). Diário Oficial da União: seção 1, Brasília, 7 de julho de 2015. Disponível em: https://www.planalto.gov.br/ccivil_03/_ato2015-2018/2015/lei/l13146.htm. Acesso em: 11 jul. 2025.

CUVERO, M. M. *Qualidade de vida em cuidadores de crianças e adolescentes com autismo.* Dissertação (Mestrado em Ciências da Saúde) – Universidade de Uberlândia, Uberlândia, 2008.

KIDDLE PASS. *Burnout parental report 2024.* Disponível em: https://burnoutparental.kiddlepass.com/report.

NUNES, M. A.; SANTOS, M. A. Itinerário terapêutico percorrido por mães de crianças com autismo. *Psicologia: Reflexão e Crítica*, v. 23, p. 208-21, 2010.

CAPÍTULO 23

Quando o cérebro dança fora do ritmo

Potência, singularidade e aprendizagens invisíveis

A neurodivergência não é um erro de percurso, mas uma forma singular e potente de existir. Neste capítulo, convidamos o leitor a olhar com humanidade, ciência e poesia para os diferentes ritmos da mente. Famílias, estudantes e educadores encontrarão acolhimento, histórias reais, saberes científicos, citações inspiradoras de especialistas, além de caminhos possíveis para construir uma cultura de respeito à singularidade. Este é um convite sensível e técnico a enxergar além da norma, em que cada diferença pode se tornar luz.

Ewelliny Sousa

EWELLINY SOUSA

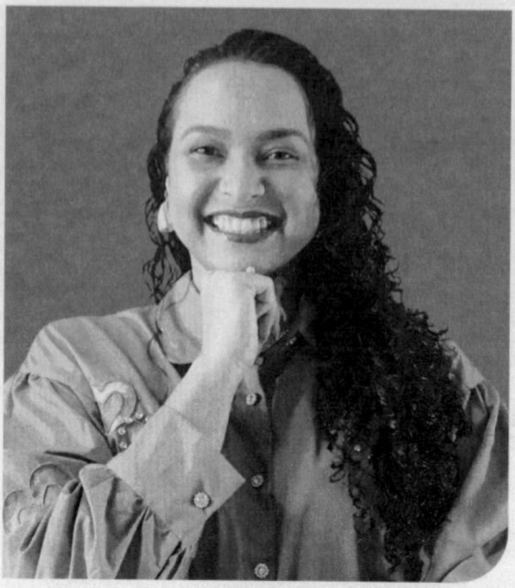

Neuropiscopedagoga, atua com crianças neurodivergentes e suas famílias, unindo técnica e afeto no acolhimento das singularidades. Membro da Comunidade Católica Shalom, mãe, inclusive de anjos, casada e apaixonada pelas complexidades da mente humana, busca na escuta e na prática humanizada caminhos para transformar realidades. Atua com dedicação no acompanhamento de crianças neurodivergentes, unindo ciência e sensibilidade para acolher famílias em suas singularidades. Sua missão é promover caminhos de aprendizagem com amor, fé e respeito à diferença.

Contatos: ewellinysmelo@gmail.com
Instagram: @ewellinysneuropsicop
85 98839 2947

Há silêncios que gritam. Há gestos que ensinam. Há danças que desafiam o compasso.

É nesse universo aparentemente dissonante que mora a neurodivergência. Uma expressão que vai além do diagnóstico e nos convida a reencontrar o humano em sua forma mais verdadeira: plural.

Como mãe, educadora e neuropiscopedagoga, meu olhar percorre com ternura os caminhos trilhados por famílias que se descobrem atípicas. Famílias que reconfiguram sonhos, reinventam rotinas e aprendem a escutar o que não foi dito. Este texto não é apenas um artigo científico. Na verdade, é também uma carta aberta às mentes e corações que se sentem fora do compasso. E se o compasso estiver errado?

A neurodivergência abrange condições como o transtorno do espectro autista, o TDAH, a dislexia, a dislalia, a discalculia e outras diferenças neurológicas. A ciência tem avançado em sua compreensão, mas o olhar social ainda se prende ao que falta. Fala-se em déficit, atraso, transtorno. Entretanto, e se o discurso fosse diferente ao indicar que tudo isso está associado à potência neurológica?

Imaginemos as seguintes situações: uma criança que não fala aos dois anos, mas que observa o mundo com intensidade; um adolescente que não consegue se concentrar numa prova, mas tem ideias geniais quando está desenhando; ou mesmo um adulto que evita o contato visual, mas sente profundamente a dor alheia. Essas histórias não estão nos livros didáticos, mas estão em nossos consultórios, salas de aula, em nossas casas.

Uma mãe me disse uma vez, com os olhos marejados: "Não sei se estou fazendo tudo certo, mas sei que estou dando tudo de mim". Era o início de um processo de aceitação que não vem do diagnóstico, mas do encontro real com o filho que ela tem. A família é o primeiro espaço de escuta e acolhimento. E, muitas vezes, também o primeiro espaço de dor, culpa e negação.

Nosso papel como educadores e terapeutas é suavizar o caminho, dando às famílias não apenas ferramentas, mas também esperança. Reforçar que não há erro no que é diferente. E que amar é também aprender a traduzir os sinais silenciosos.

Winnicott (1975) enfatiza que o ambiente familiar é fundamental para o desenvolvimento saudável da criança, especialmente no que tange à construção do senso de segurança e identidade. Esse espaço de acolhimento precisa ser mais compreensivo do que julgador, oferecendo à criança um suporte que favoreça seu crescimento emocional e cognitivo, essencial para quem vive a experiência da neurodivergência.

A neuropsicopedagogia, enquanto ciência e prática, une saberes da neurociência, da psicologia e da pedagogia. Ela oferece uma escuta integrada, que vai além da avaliação e do laudo. Propõe um olhar sobre a singularidade de cada aprendizagem. Porque aprender não é apenas absorver conteúdo, é também construir sentido.

Quando o corpo pedagógico compreende essa premissa, é inevitável que ocorra uma imensa transformação no ambiente escolar. O aluno deixa de ser o "problema" e passa a ser compreendido em sua totalidade. O que parece desatenção pode ser sobrecarga sensorial. O que parece desafio comportamental pode ser comunicação não verbal.

Nem tudo que é essencial é visível. Algumas conquistas na neurodivergência não estão em boletins, mas em gestos: um olhar sustentado por três segundos, um toque aceito, uma palavra dita pela primeira vez aos cinco anos. Cada uma dessas vitórias precisa ser reconhecida e celebrada.

A neurodivergência nos obriga a rever os nossos próprios ritmos. A questionar metas, calendários, comparativos. Torna-se urgente que possamos entender que a inteligência não cabe em um único molde, uma forma. Gardner, em seu livro *Estruturas da mente*, já afirmava: "A inteligência é a capacidade de resolver problemas ou criar produtos que sejam valorizados em um ou mais ambientes culturais" (1995, p. 21). Por que então ainda medimos todos com a mesma régua?

A singularidade de uma criança neurodivergente não deve ser isolada. Ela impacta e transforma os que estão ao redor. Professores se reinventam, colegas aprendem a respeitar, famílias se fortalecem. Cada avanço é um sopro de mudança na cultura de exclusão que ainda permeia muitas escolas.

A escola é, ou deveria ser, um dos espaços mais sensíveis à pluralidade humana. Entretanto, para isso, é necessário que seus muros sejam permeáveis à escuta, à formação continuada e à presença das famílias.

Uma prática pedagógica inclusiva não é assistencialista. Ela deve ser justa e científica.

Freire, em *Pedagogia do oprimido*, lembra que "ninguém liberta ninguém, ninguém se liberta sozinho: os homens se libertam em comunhão" (1987, p. 45). A inclusão, portanto, é uma construção coletiva.

O diagnóstico não deve ser uma sentença. Deve ser uma bússola. Com ele, podemos compreender com mais profundidade como aquele cérebro aprende, sente, interage. Contudo, a verdadeira travessia começa depois do diagnóstico, na escuta contínua, na observação atenta, na construção conjunta de estratégias.

Famílias que antes se sentiam perdidas encontram apoio em redes de acolhimento. Educadores que antes rotulavam começam a enxergar talentos. E os próprios sujeitos neurodivergentes ganham voz. Uma voz que não precisa se adequar para ser ouvida.

O livro *Neurodivergentes: autismo na contemporaneidade* (Mendonça, 2019) reforça essa virada de chave ao defender que a neurodiversidade precisa ser compreendida como valor e não como disfunção.

Este capítulo é um convite a deixar que os cérebros dancem fora do ritmo, permitindo que cada pessoa descubra sua própria coreografia mental, sem ser interrompida pelo medo da diferença. E mais do que tudo, é uma declaração de amor às famílias atípicas, que, mesmo sem manual, se tornam especialistas em seus filhos.

Como disse Temple Grandin em seu livro *O cérebro autista*: "As diferenças não são defeitos" (2014, p. 32). Que possamos repetir essa verdade em voz alta, nas escolas, nas igrejas, nos lares, até que ela se torne parte de uma nova cultura.

Augusto Cury, em *Pais brilhantes, professores fascinantes*, afirma que "educar é ser um artesão da personalidade, um poeta da inteligência e um semeador de sonhos" (2003, p. 37). Essa frase revela a essência do nosso papel diante da neurodivergência: cultivar o terreno fértil onde a diferença floresce com dignidade.

Deleuze e Guattari, em *Mil platôs: capitalismo e esquizofrenia* (1995), propõem pensar fora das estruturas fixas. A metáfora do rizoma nos inspira a pensar que as aprendizagens também se ramificam, brotam onde menos se espera e não seguem um único tronco central.

Que a cultura onde dançar fora do ritmo não seja uma falha, mas arte que possibilite a transformação dos nossos olhares, como educadores, terapeutas, mães e pais, continuando ou aprendendo que o sensível na maioria das vezes é invisível. Que a escuta seja ampliada diluindo o peso do julgamento e fazendo com que o amor se torne o principal instrumento de trabalho. A neurodivergência nos lembra, todos os dias, que ser diferente é também ser extraordinário. E onde há singularidade, há sempre um mundo novo por nascer.

Que possamos ser jardineiros da diversidade, tendo a coragem de acolher a dança do outro, mesmo quando ela desafia a métrica que conhecemos. Porque, no fundo, todo cérebro quer ser compreendido. E toda alma quer ser amada. Nossa atuação profissional deve se transformar em uma ponte, não em um muro. Tornando cada capítulo escrito, cada encontro com uma criança, com a formação oferecida, em uma semente de transformação.

Por trás de cada neurodivergência há uma biografia em construção, feita de silêncios que precisam ser ouvidos, de movimentos que precisam ser respeitados, de caminhos que precisam ser percorridos com menos pressa e mais empatia. A escola, a família e os profissionais da saúde e da educação são chamados a formar uma rede de sustentação, não de correção.

A neurodivergência precisa de uma presença qualificada, intencional, amorosa e disposta a desconstruir padrões que ferem. Quando entendemos que não estamos lidando com falhas a serem consertadas, mas com singularidades a serem acolhidas, toda a perspectiva se transforma. Transformando dessa forma o que seria uma dança fora do ritmo em arte rara. E quem tem sensibilidade para ver, jamais esquece.

Cada avanço na compreensão da neurodivergência é também um avanço na construção de uma sociedade mais justa e inclusiva. Reconhecer a diversidade cerebral como potência é celebrar a riqueza das diferenças que fazem do mundo um lugar plural e criativo. Essa visão amplia nossos horizontes e desafia instituições a se transformarem, criando ambientes onde todos possam prosperar.

Por fim, é essencial lembrar que a jornada da neurodivergência é feita de pequenas conquistas diárias, muitas vezes invisíveis aos olhos apressados, mas profundamente significativas para quem vive essa experiência. Que possamos ser, em cada passo, companheiros atentos e amorosos, celebrando cada dança única, cada ritmo pessoal, cada aprendizado invisível que floresce na vida de cada indivíduo.

Referências

CURY, A. *Pais brilhantes, professores fascinantes*. Rio de Janeiro: Sextante, 2003.

DELEUZE, G.; GUATTARI, F. *Mil platôs*: capitalismo e esquizofrenia. São Paulo: Editora 34, 1995.

FREIRE, P. *Pedagogia do oprimido*. Rio de Janeiro: Paz e Terra, 1987, p. 45.

GARDNER, H. *Estruturas da mente*: a teoria das inteligências múltiplas. Porto Alegre: Artmed, 1995.

GRANDIN, T.; PANECK, R. *O cérebro autista*: pensando através do espectro. Trad. Cristina Cavalcanti. Rio de Janeiro: BestSeller, 2014.

MENDONÇA, V. *Neurodivergentes*: autismo na contemporaneidade. Belo Horizonte: Manduruvá Edições Especiais, 2019.

WINNICOTT, D. W. *O brincar e a realidade*. Rio de Janeiro: Imago, 1975.

CAPÍTULO 24

Psicologia e pediatria

Reduzindo barreiras e criando oportunidades para crianças com TDAH

Tâmara Feitosa, psicóloga, e Juliana Lima, pediatra, compartilham suas histórias com o transtorno do déficit de atenção com hiperatividade (TDAH) e mostram como o acolhimento, o diagnóstico precoce e o cuidado integrado podem transformar vidas. Com afeto e escuta, defendem uma atuação conjunta entre família e profissionais, com o objetivo de que cada criança floresça em seu tempo e com seu jeito de ser.

Tâmara Feitosa e Juliana Lima

TÂMARA FEITOSA

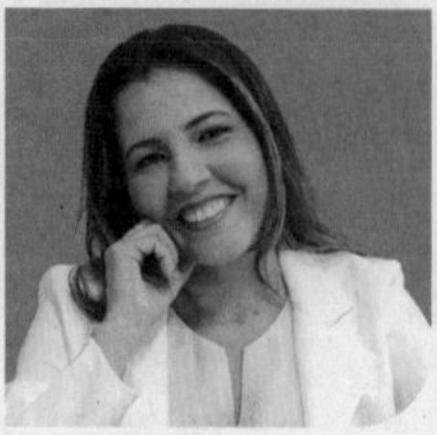

Psicóloga clínica, formada pela Faculdade Pio Décimo/SE (2009). Especializada em Terapia Cognitivo-Comportamental pela Pontifícia Universidade Católica do Rio Grande do Sul (PUC/RS) e Neuropsicologia pela Pio Décimo. Pós-graduanda em Desenvolvimento Infantil pelo Child Behavior Institute (CBI) of Miami. Idealizadora da Super Infância e do Programa de Inteligência Emocional Detetives das Emoções.

Contatos: www.cresceres.com.br
crescerestamara@gmail.com
Instagram: @tamaracresceres
79 9968 5889

JULIANA LIMA

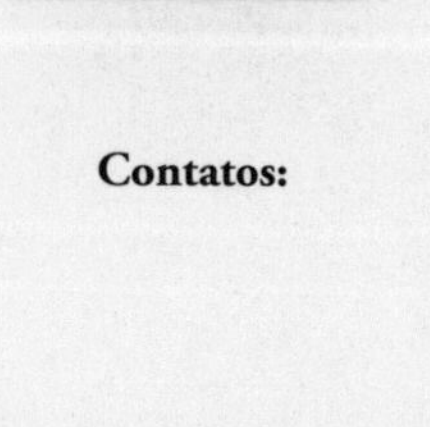

Médica formada pela Universidade Federal de Sergipe (UFS) (2011). Especializada em Pediatria pelo Instituto Brasileiro de Ciências Médicas (2019). Titulada pela Sociedade Brasileira de Pediatria (2019). Pós-graduada em UTI Pediátrica pela faculdade IBCMED (2023), e pós-graduanda em Neurociência do Sono Infantil pelo Instituto do Sono Familiar.

Contatos: www.pedjulianalima.com.br
canaldapediatra@gmail.com
Instagram: @pedjulianalima
79 9809 0839

"A jornada para compreender o transtorno do déficit de atenção com hiperatividade (TDAH) em minha família começou de forma intuitiva, inclusive sem saber exatamente onde me levaria. Minha filha apresentou desafios desde os dois anos, e o diagnóstico do meu enteado serviu como alerta. Saber que havia um fator genético fez-me redobrar a atenção. Antes mesmo da confirmação do diagnóstico dela, meu instinto já me guiava para uma intervenção precoce, ajudando-a com os desafios comportamentais, emocionais e sociais.

Ao aprofundar meus estudos e minhas vivências sobre o TDAH, percebi um fenômeno comum entre famílias que enfrentam esse diagnóstico: a autoidentificação. Reconheci sintomas em mim, no meu esposo e no meu pai. Crescemos sem um diagnóstico, o que afetou nossa autoestima, nossa segurança e nosso desempenho escolar. Isso me fez refletir sobre como nossas trajetórias poderiam ter sido diferentes com o suporte adequado desde a infância. O impacto emocional de um diagnóstico tardio é profundo. Mas, hoje, temos a chance de fazer diferente: identificar, intervir e acolher", Juliana Lima, pediatra.

"Até os sete anos, eu me via como uma criança organizada e disciplinada. Depois disso, começaram as dificuldades nas relações sociais, principalmente ao lidar com frustrações e negociar nas brincadeiras. Sempre tive poucas amigas, e minha irmã Fernanda era quem me ajudava quando surgiam desentendimentos. Curiosamente, o que foi meu maior desafio – a desregulação emocional – se tornou hoje o foco do meu trabalho na psicologia.

"Durante a infância e a adolescência, meus pais, Fernando e Ângela, apesar de muito amorosos e atentos aos processos, não tinham ferramentas para lidar com o que eu vivia internamente. Fui rotulada como rebelde, difícil e mal-educada. Com o tempo, passei a acreditar que ninguém me amava, que não sabia seguir regras. Essa percepção só começou a mudar na vida adulta, com o apoio da minha sogra, Heliana, e do meu esposo, Tito.

"Comecei a trabalhar aos 14 anos, em um programa de aprendizagem, o que me trouxe senso de responsabilidade. Apesar das dificuldades e da falta de conhecimento sobre o TDAH na minha família, tive pessoas que foram pontes importantes, como a minha coordenadora, a Susi. Ela me ajudou a atravessar momentos desafiadores e me fez sentir acolhida.

"Olhar para trás me faz perceber o quanto a desregulação emocional atravessou minha história. O diagnóstico veio tardiamente, mas, antes disso, eu já sentia que havia algo em mim que precisava de mais cuidado, mais compreensão. Comecei a fazer terapia aos 15 anos, e esse processo foi essencial para acolher minha trajetória", Tâmara Feitosa, psicóloga.

Esses são os relatos da pediatra Juliana Lima e da psicóloga Tâmara Feitosa, ambas diagnosticadas com TDAH e que desejam propor uma reflexão voltada às potencialidades para além do diagnóstico clínico do transtorno, explicando conceitos, traçando um plano de ação e trazendo repertório para que as famílias e os profissionais possam construir uma bagagem sobre o tema de forma sólida e qualificada. Este capítulo aborda a jornada de descoberta e transformação, bem como destaca a importância de uma abordagem proativa e integrada entre o pediatra, o psicólogo, a escola e a família, para crianças neuroatípicas.

TDAH: um desafio multidimensional

A identificação precoce do TDAH é essencial para minimizar os efeitos do transtorno no desenvolvimento da criança e possibilitar intervenções mais eficazes. Pesquisas indicam que o diagnóstico antecipado favorece o planejamento pedagógico e psicológico, pois adapta o ambiente escolar às necessidades específicas da criança. A família tem papel fundamental nesse processo. Entre os principais desafios estão a dificuldade em diferenciar comportamentos típicos do desenvolvimento daqueles que sinalizam o transtorno, o estigma social em torno do TDAH e a sobrecarga emocional e financeira associada ao diagnóstico.

Transtornos do neurodesenvolvimento podem afetar a atenção, a memória, a percepção, a linguagem, a resolução de problemas ou a interação social. Diante disso, muitos pais se sentem perdidos, sem saber como agir para ajudar seus filhos.

A hiperatividade e a impulsividade manifestam-se como excesso de atividade corporal desorganizada e sem propósito definido. Como descreve Herbert (1978), essas crianças podem ser vistas como "zonas móveis de desastre". Frequentemente, apresentam também dificuldades de coordenação motora, especialmente na motricidade grossa, como problemas de coordenação viso-manual e movimentos involuntários que interferem em tarefas simples.

Compreender as características do TDAH e suas manifestações clínicas mostra que o diagnóstico é um processo complexo, que exige atenção e cuidado.

Atuação conjunta: profissionais da saúde e família

Enquanto o pediatra tem um papel central na identificação dos primeiros sinais e na orientação dos pais, o psicólogo, por sua vez, contribui com avaliações aprofundadas e estratégias terapêuticas que ajudam a criança a desenvolver habilidades essenciais. Por seu turno, a família é o alicerce desse processo, garantindo um ambiente de apoio e estímulo.

Essa abordagem permite que a criança receba o suporte necessário desde os primeiros anos de vida, reduzindo as dificuldades e promovendo um desenvolvimento mais saudável e equilibrado. O trabalho em conjunto entre esses profissionais e a família faz toda a diferença no futuro das crianças com TDAH, ajudando-as a alcançar seu potencial além do diagnóstico.

Plano de ação integrado

O papel do pediatra na triagem inicial: o pediatra tem um compromisso fundamental na identificação precoce do TDAH, como o primeiro profissional de saúde a ser procurado pelos pais para o acompanhamento infantil. Ele está em uma posição privilegiada para detectar sinais iniciais e fatores de risco existentes na família e encaminhar para uma avaliação mais aprofundada.

A escuta ativa e a coleta detalhada do histórico familiar e comportamental são essenciais para identificar padrões que possam sugerir o TDAH (APA, 2013). Muitos pais chegam ao consultório com preocupações vagas sobre comportamento e aprendizado, sem necessariamente associá-las ao TDAH. Cabe ao pediatra acolher esses relatos e aprofundar a investigação com perguntas direcionadas, e determinar se uma avaliação multidisciplinar é necessária.

Sinais precoces do TDAH na infância

Diferenciar comportamentos típicos do desenvolvimento infantil de sinais precoces do TDAH é um dos maiores desafios na prática pediátrica. Crianças pequenas naturalmente apresentam momentos de distração, impulsividade e dificuldades em seguir regras, mas, no TDAH, esses comportamentos são persistentes, intensos e impactam significativamente sua vida.

Alguns sinais de alerta incluem:

- **Desatenção persistente**: a criança parece estar "no mundo da lua" com frequência, esquece instruções simples e perde objetos com facilidade.
- **Impulsividade**: interrompe conversas, responde perguntas antes de serem concluídas e tem dificuldade em esperar sua vez.
- **Hiperatividade**: movimenta-se excessivamente em situações inadequadas, não consegue permanecer sentada por muito tempo e parece estar sempre inquieta.
- **Dificuldade em seguir regras e rotinas**: problemas em completar atividades escolares, respeitar limites ou cumprir tarefas diárias.

A observação desses padrões em diferentes contextos é essencial para garantir uma avaliação mais precisa. O pediatra deve considerar relatos de pais e professores e, quando possível, utilizar questionários validados para auxiliar na triagem.

Estratégias para envolver a família no processo

O pediatra deve atuar como educador social, ao desmistificar preocupações e orientar os pais sobre a importância do reconhecimento precoce. Deve também auxiliar as famílias a lidarem com tabus e preconceitos relacionados ao diagnóstico e às terapias.

Envolver a família no cuidado da criança com TDAH exige uma abordagem acolhedora e orientativa: é importante ensinar quais comportamentos são esperados em cada fase do desenvolvimento e o que pode ser sinal de alerta, estimular o registro de padrões comportamentais no dia a dia e explicar que o TDAH é um transtorno neurobiológico, não fruto de falhas na criação, e pode ser manejado com o suporte adequado.

A importância da avaliação psicológica

O encaminhamento para uma avaliação psicológica complementar é indicado quando os sintomas identificados impactam significativamente a vida da criança e persistem em diferentes ambientes. Para garantir uma abordagem empática e colaborativa, o pediatra deve:

- **Explicar a importância da avaliação psicológica**: destacar que o psicólogo não apenas confirma um diagnóstico, mas também auxilia na compreensão de pontos fortes e desafios individuais da criança, além da ênfase no treinamento dos pais diante dos comportamentos desafiadores dos filhos.

- **Abordar o encaminhamento de forma positiva**: enfatizar que o objetivo não é rotular a criança, mas sim oferecer suporte adequado para seu desenvolvimento.
- **Manter uma comunicação integrada com o psicólogo**: compartilhar informações relevantes para um diagnóstico mais preciso e definir estratégias conjuntas para manejo do caso.

Para a psicologia e a pediatria, há um instrumento multidimensional de avaliação do desenvolvimento das crianças, o Inventário Dimensional de Avaliação do Desenvolvimento Infantil (Idadi). É utilizado para identificar suspeitas de atrasos ou transtornos, monitorar o desenvolvimento longitudinal e avaliar a eficácia de intervenções.

O impacto emocional dessa falta de diagnóstico na infância é profundo. A baixa autoestima, o medo de errar, a insegurança para falar em público, a sensação constante de estar sempre um passo atrás... Esses sentimentos acompanham muitas pessoas que cresceram sem um diagnóstico preciso e, consequentemente, sem estratégias adequadas para lidar com suas dificuldades.

O que nos conforta é saber que, hoje, podemos oferecer às crianças neuroatípicas um olhar acolhedor, uma intervenção precoce e, principalmente, a esperança de um futuro em que elas possam se reconhecer em suas potencialidades, sem que suas dificuldades definam quem são. O diagnóstico não é um rótulo limitante, mas sim uma bússola que nos orienta para um caminho mais adequado, repleto de possibilidades.

Referências

ALMEIDA, J. V. Q.; MUNIZ, R. B.; MOURA, L. E. G. Fatores de risco ambientais para o transtorno de déficit de atenção e hiperatividade. *Revista de Medicina*, São Paulo, v. 102, n. 4, p. e-166097, 2023. DOI: 10.11606/issn.1679-9836.v102i4e-166097.

AMERICAN PSYCHIATRIC ASSOCIATION (APA). *Manual Diagnóstico e Estatístico de Transtornos Mentais – DSM-5-TR*. Porto Alegre: Artmed Editora, 2014.

GONÇALVES, H. A.; PUREZA, J. R.; PRANDO, M. L. Transtorno de déficit de atenção e hiperatividade: breve revisão teórica no contexto da neuropsicologia infantil. *Revista Neuropsicologia Latino americana*, v. 3, n. 3, p. 20-24, 2011.

GRANJEAO, R. S. A.; MOREIRA JUNIOR, J. R.; SOUZA, A. L. O papel dos professores no diagnóstico do TDAH: desafios para gestão pública da educação. *Revista Científica Acertte*, v. 3, n. 9, p. e39151, 2023. DOI: 10.47820/acertte.v3i9.151.

HERBERT, M. *Conduct disorders of childhood and adolescence*: a behavioural approach to assessment and treatment. Nova Jersey: Wiley, 1978.

KRAJEWSKI, E. *et al.* Material psicoeducativo sobre transtorno do déficit de atenção e hiperatividade: avaliação docente. *Revista da SPAGESP*, v. 23, n. 2, p. 113-127, 2023.

MACHADO, K. L. B. Transtorno de déficit de atenção e hiperatividade: a inclusão das crianças com TDAH no ambiente escolar. *Revista CPAQV – Centro de Pesquisas Avançadas em Qualidade de Vida*, v. 16, n. 1, p. 20, 2024. DOI: 10.36692/V16N1-115R.

MALLOY-DINIZ, L. F. *et al.* Transtorno de déficit de atenção/hiperatividade: tratamento farmacológico e não farmacológico. *In*: PETERSEN, C. S.; WAINER, R. *et al. Terapias cognitivo-comportamentais para crianças e adolescentes*: ciência e arte. Porto Alegre: Artmed, 2011.

RIBEIRO, S. P. TCC e as funções executivas em crianças com TDAH. *Revista Brasileira de Terapias Cognitivas*, v. 12, n. 2, p. 126-134, 2016.

RINALDI, L. M.; CANTERO, A. M. M. A construção de alianças entre a escola e a família para a inclusão dos alunos com transtorno de déficit de atenção e hiperatividade (TDAH). *Altus Ciência*, v. 22 n. 22, p. 41-61, 2024.

VIANA, E. F. *et al.* Transtorno do espectro autista: uma análise sobre a sua relação familiar com o TDAH. *Brazilian Journal of Implantology and Health Sciences*, v. 6, n. 7, p. 1579 1595, 2024. DOI: 10.36557/2674-8169.2024v6n7p1579-1595.